やさしくわかる
看護にいかす

PICC 管理

エコーでの末梢静脈ラインとPICC
の穿刺・留置・管理＆チームの運営

監修●亀田総合病院PICCチーム　編集●飯塚裕美・鈴木崇浩

中央法規

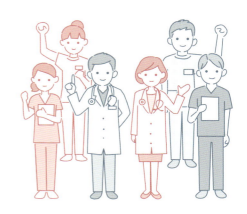

はじめに

　このたび、私たちのPICCチームの経験を一冊の本にまとめることができました。この本は、私たちが亀田総合病院でPICCチームを立ち上げ、活動してきた中で得た知見や工夫、そして成果を、これからPICC導入を考えている病院や管理者や看護師の皆さんに役立てていただきたいという思いから執筆しました。

　PICC（末梢挿入型中心静脈カテーテル）は、患者さんにとって身体への負担が少なく、治療をより快適に、そして安全に行えるカテーテルです。しかし、PICC挿入にはエコーの知識や技術が必要で、PICCチームの導入にも初めの一歩を踏み出すにはいろいろな障壁や不安も伴うかもしれません。

　私たちのチームも、活動を始めた当初は不安と挑戦の連続でした。しかし、「患者さんにより安心で安全な医療を届けたい」という思いを胸に、一歩ずつ進めてきました。また、管理者は、そのメンバーの思いを大切にし、院長、看護部長へ丁寧に説明してきました。

　活動を通じて、私たちは多くの成果を得ることができました。治療がスムーズに進むことで医師からの信頼が深まり、患者さんからは「ありがとう」と感謝の言葉をいただき、看護師同士では「安心して相談できる」という信頼関係が築けました。そして、活動を始めてから4年目には年間1,000件を超える依頼を受けるまでになりました。この間、穿刺に伴うインシデントもわずか2件と、安全性の高い看護実践を確立できたことは大きな自信となっています。

　本書では、管理者、指導医、特定行為研修修了者の私たちがそれぞれの立場や役割の中でどのようにチームを立ち上げ、日々の活動を工夫し、成果を上げてきたかを余すところなくお伝えします。また、どの病院でもすぐに取り入れられる具体的な方法や、エコーを活用したPICC挿入のポイント、PICC管理の仕方、さらには教育活動やチーム運営のヒント、管理者の役割なども詳しく解説しています。

　PICCチームの活動は、患者さんにとっての満足度を高めるだけでなく、看

護師自身のスキルアップややりがいにもつながります。そして何より、どの病院でも始められるチーム医療の取り組みです。

　つまり、PICCチームの導入は、病院全体にとって「患者満足度の向上」「医療の質の改善」「スタッフのモチベーション向上」という三方良しの効果をもたらすものです。そして何よりも、多くの患者さんが安心して治療を受けられる環境を提供できることが最大の意義です。

　患者さんが安心して治療を受けられる環境を目指して、ぜひこの本を参考に、PICCチームを導入し、より良い看護実践に向けて一緒に取り組んでいきましょう。私たちの経験が少しでも皆さんのお役に立ち、多くの病院や管理者、看護師がPICCチームを立ち上げるきっかけになれば幸いです。

　それでは、この本が皆さんの新たな挑戦を後押しする一冊となりますように。

2025年1月

飯塚裕美

目　次

第1章　PICCの基本　　　　　　　　　　　　　　　　　　　　　　（佐久間進悟）　1

01 PICCとは ……………………………………………………………… 2
- Ⅰ PICCとは …………………………………………………… 2
- Ⅱ PICC以外の静脈カテーテルの種類 ……………………… 3

02 PICCの適応 ………………………………………………………… 5
- Ⅰ PICCのメリット・デメリット …………………………… 5
- Ⅱ PICCの適応 ………………………………………………… 6

03 PICCの合併症 ……………………………………………………… 8
- Ⅰ 挿入時の合併症 ……………………………………………… 8
- Ⅱ 留置後の合併症 ……………………………………………… 10

04 PICCで用いるカテーテルの種類 ……………………………… 11
- Ⅰ PICC先端の形状 …………………………………………… 11
- Ⅱ その他 ………………………………………………………… 13
- **COLUMN** Midlineカテーテル ………………………………… 14

第2章　PICCの管理方法　　　　　　　　　　　　　　　　　　　　　　15

05 PICCの包交と固定方法 ……………………………………（髙瀬暁）16
- Ⅰ 包交とは ……………………………………………………… 16
- Ⅱ 固定方法 ……………………………………………………… 17

06 PICCの包交手順 …………………………（髙瀬暁、古谷直子、永井友香）22
- Ⅰ 包交の準備物品 ……………………………………………… 22
- Ⅱ 包交の手順 …………………………………………………… 23

07 PICCからの採血手順 ………………………………………（髙瀬暁）26
- Ⅰ 採血の準備物品 ……………………………………………… 26
- Ⅱ 採血手順 ……………………………………………………… 26

08 PICCのロックの仕方：パルシングフラッシュ、陽圧ロック ………（髙瀬暁）28
- Ⅰ パルシングフラッシュとは ………………………………… 28
- Ⅱ 陽圧ロックとは ……………………………………………… 28

09 PICCの観察項目 ……………………………………………（髙瀬暁）30
- Ⅰ 観察項目 ……………………………………………………… 30
- Ⅱ PICCチーム回診時の観察項目 …………………………… 30

10 PICC管理のトラブルにはどうしたらいいの？ Q&A ……………（金城一也）**32**

- **Q1** ダブルルーメンのメインルートがわからない ……………………… 32
- **Q2** PICCからの造影検査 ………………………………………………… 33
- **Q3** PICCからの輸血 ……………………………………………………… 34
- **Q4** 点滴の滴下がない …………………………………………………… 35
- **Q5** 逆血がない …………………………………………………………… 37
- **Q6** 刺入部から染み出しが多い ………………………………………… 38
- **Q7** カテーテルが抜けてきた …………………………………………… 39
- **Q8** カテーテルを自己抜去してしまった ……………………………… 40

第3章 はじめてのエコーガイド下穿刺のテクニック （渡邊恭章）**41**

11 エコーの基本 …………………………………………………………… **42**
- Ⅰ エコーと基本的な機能 ……………………………………………… 42
- Ⅱ エコーで使えるテクニック ………………………………………… 44

12 エコーガイド下穿刺の基本 ………………………………………… **48**
- Ⅰ はじめに ……………………………………………………………… 48
- Ⅱ エコーガイド下穿刺の手順 ………………………………………… 49

13 末梢静脈ライン用のエコーガイド下穿刺 ……………………… **55**
- Ⅰ はじめに ……………………………………………………………… 55
- Ⅱ 末梢静脈ライン用のエコーガイド下穿刺の手順 ………………… 55

14 PICC用のエコーガイド下穿刺 …………………………………… **59**
- Ⅰ はじめに ……………………………………………………………… 59
- Ⅱ PICC用のエコーガイド下穿刺の手順 …………………………… 59
- **COLUMN** 貫通法について …………………………………………… 63

第4章 PICCの挿入 （八代大輔）**65**

15 上腕の解剖とPICCを留置する静脈 ……………………………… **66**
- Ⅰ 上腕の解剖 …………………………………………………………… 66
- Ⅱ （上腕部）尺側皮静脈 ……………………………………………… 68
- Ⅲ 上腕静脈 ……………………………………………………………… 68
- Ⅳ （上腕部）橈側皮静脈 ……………………………………………… 69

16 PICC挿入前の準備 …………………………………………………… **71**
- Ⅰ 説明と同意 …………………………………………………………… 71
- Ⅱ 挿入場所の選択 ……………………………………………………… 71
- Ⅲ 物品の準備 …………………………………………………………… 73
- Ⅳ 患者の体勢を整える ………………………………………………… 74
- Ⅴ 心電図モニターの装着 ……………………………………………… 74
- Ⅵ 留置する静脈の選択・プレスキャン ……………………………… 74

17 PICC挿入手順 ··· **76**
- Ⅰ 穿刺前 ·· 76
- Ⅱ 穿刺後 ·· 78
- COLUMN 特定行為とは ·· 84
- COLUMN 患者にとって最善の方法を検討する ············· 86

| 第5章 | 教えてPICCチーム | （鈴木崇浩）87 |

18 指導医からのアドバイスQ&A ························· **88**
- Q1 PICCチームについて ··· 88
- Q2 PICCの適応について ··· 89
- Q3 穿刺時の血管径について ··· 90
- Q4 PICCが奥まで進まない ··· 91
- Q5 感染を避けるには ·· 93
- Q6 PICC留置後のトラブル・腕の腫脹 ······················ 94
- Q7 PICCの抜去時のトラブル ······································· 95
- Q8 被ばくの軽減 ·· 96

| 第6章 | PICCチームをつくるためには：具体的な活動内容 | 99 |

19 PICCチームの立ち上げ方・活動内容・工夫 ···················· （飯塚裕美）**100**
- Ⅰ Step1：自施設の困りごとを明らかにする ··········· 101
- Ⅱ Step2：課題解決に向けてPICCチームを立ち上げる ··········· 102
- Ⅲ Step3：PICCチームの活動を具体的に計画する ·········· 104
- Ⅳ Step4：実践する ·· 105
- Ⅴ Step5：評価する ·· 107
- COLUMN PICCチームメンバーのモチベーションアップ ···· 108
- COLUMN 亀田総合病院のPICCチームの成果 ·············· 108

20 PICCチームが行う院内教育 ························· （佐久間進悟、片倉あゆ美）**110**
- Ⅰ PICCが普及するにあたり病棟看護師が抱く不安 ········ 110
- Ⅱ PICC管理について病棟看護師への教育 ················· 111
- Ⅲ 特定行為研修者や研修医への教育 ························· 114
- Ⅳ 特定行為研修修了者への教育 ································· 114
- Ⅴ 病棟看護師へエコーガイド下での末梢静脈ライン挿入の教育 ··· 116

21 外来・在宅でのPICC管理指導 ····················· （佐久間進悟、片倉あゆ美）**117**
- Ⅰ 日常生活について ·· 117

22 資料編：情報共有ツールの紹介 ····················· （飯塚裕美）**119**

● 動画について

　本書は下記のようにQRコードを用いて、動画を視聴することができます。パソコンなどからご視聴いただく場合は、下記のURLからアクセスすることができます。

● 動画URL一覧

22頁 第2章-06
「PICCの包交手順」（約4分21秒）

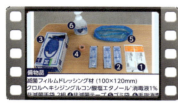

URL：https://youtu.be/qxKo3hiDvbA

48頁 第3章-12
「エコーガイド下穿刺の基本」（約52秒）

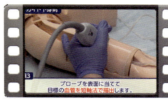

URL：https://youtu.be/1oG-Rf0Yrt8

55頁 第3章-13
「末梢静脈ライン用の
　エコーガイド下穿刺」（約1分29秒）

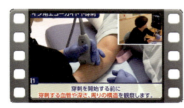

URL：https://youtu.be/Y2TSAMD2YqM

59頁 第3章-14
「PICC用の
　エコーガイド下穿刺」（約49秒）

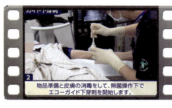

URL：https://youtu.be/wrevFIB3zv0

76頁 第4章-17
「PICC挿入手順」（約5分20秒）

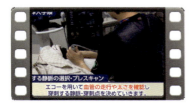

URL：https://youtu.be/gAp3QDWDpZs

＊動画の視聴は無料ですが、通信料はお客様のご負担となります。動画の読み込み・閲覧にあたっては、Wi-Fi環境を推奨いたします。

＊動画は予告なく終了することがあります。あらかじめご了承ください。

＊本動画に関するすべての権利は、著作権者に留保されています。理由のいかんを問わず、無断で複写・放送・業務的上映をすること、第三者に譲渡・販売することは法律で禁止されています。

＊本動画の内容を無断で改変すること、あるいは第三者に譲渡・販売（インターネット・SNS等へのアップを含む）すること、営利目的で利用することは法律で禁止されています。

【監修・編集・執筆者一覧】

監　　修　　亀田総合病院PICCチーム

編　　集　　飯塚裕美　　（亀田総合病院看護管理部副部長・卒後研修センター副センター長
　　　　　　　　　　　　　　　／急性・重症患者看護専門看護師）

　　　　　　　鈴木崇浩　　（亀田総合病院放射線科/医師）

執　筆　者　　佐久間進悟　（亀田総合病院看護部/特定行為看護師/PICCチーム）

　　　　　　　八代大輔　　（亀田総合病院看護部/特定行為看護師/PICCチーム）

　　　　　　　金城一也　　（亀田総合病院看護部/特定行為看護師/PICCチーム）

　　　　　　　渡邊恭章　　（亀田総合病院看護部/特定行為看護師/PICCチーム）

　　　　　　　高瀬暁　　　（亀田総合病院看護部/特定行為看護師/PICCチーム）

　　　　　　　髙神慎太郎　（亀田総合病院看護部/特定行為看護師/PICCチーム）

　　　　　　　片倉あゆ美　（亀田総合病院看護部/特定行為看護師/PICCチーム）

　　　　　　　吉田千尋　　（亀田総合病院看護部/特定行為看護師/PICCチーム）

　　　　　　　渡邉直樹　　（亀田総合病院看護部/特定行為看護師/PICCチーム）

　　　　　　　阿部友弥　　（亀田総合病院経営管理本部経営企画部マーケティング課）

　　　　　　　古谷直子　　（亀田総合病院地域感染症疫学・予防センター副センター長）

　　　　　　　永井友香　　（亀田総合病院地域感染症疫学・予防センター）

動画編集　　阿部友弥　　（亀田総合病院経営管理本部経営企画部マーケティング課）

第1章

PICCの基本

01 PICCとは

02 PICCの適応

03 PICCの合併症

04 PICCで用いるカテーテルの種類

第1章　PICCの基本

01　PICCとは

✓ ひとことダイジェスト

PICCとは上腕に留置する静脈カテーテルのことで、点滴や採血、モニタリングに使うことができます。他に静脈ラインとして使えるカテーテルとして、末梢静脈ラインとCVカテーテルがあります。

I　PICCとは

- PICC（ピックと読みます）は末梢静脈留置型中心静脈カテーテル（peripherally inserted central venous catheter：PICC）のことです（図1）。
- 上腕から留置しますが、その他の中心静脈（central venous：CV）カテーテルと同じように、点滴や採血、モニタリングに使うことができます（図2）。
- 上腕の静脈は表面から見えないことが多いので、基本的にエコーガイド下に挿入します。
- 看護師の特定行為研修制度に含まれており、研修を修了した看護師は医師の指示の下で、PICCを挿入することができます。

図1　PICC

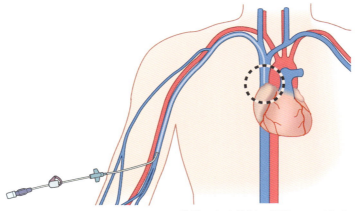

腕から挿入されますが、カテーテルの先端は上大静脈に位置しているため、PICCもCVカテーテルの一種です。

図2 PICCの用途

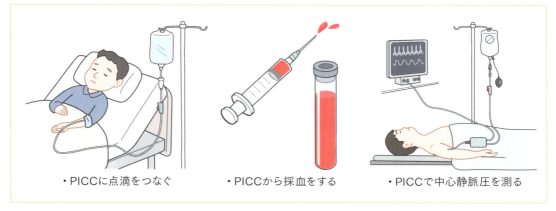

・PICCに点滴をつなぐ　　・PICCから採血をする　　・PICCで中心静脈圧を測る

 注意しよう！　なぜ上腕から挿入するの？

▶前腕や肘の表面に見える静脈へ挿入したくなりますが、肘を曲げるたびにカテーテルが曲がりやすく、また擦れてしまい、静脈炎や血栓を引き起こしやすいといわれています。

Ⅱ　PICC以外の静脈カテーテルの種類

- 静脈ラインとして使用できるPICC以外のデバイスは、大まかに**末梢静脈ライン（末梢静脈カテーテル）**と**CVカテーテル**に分けられます（図3）。
- 末梢静脈ラインは皮膚表面に近い静脈に短いカテーテルを留置するもので、点滴でもっとも使う方法です。非滅菌の手袋でも扱うことができ、短時間で留置できます。
- 短い分、血管が弱くなっている患者では簡単に抜けたり、漏れたりしてしまうことがあります。また定期的に交換する必要があります。
- CVカテーテルは頸部や鎖骨下、大腿部等の太い静脈から中心静脈に直接挿入するものです。

図3　末梢静脈ラインとCVカテーテル

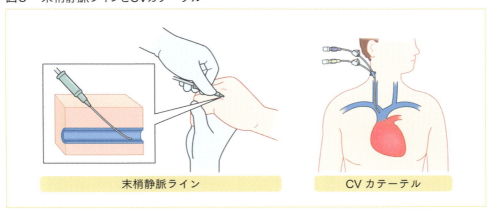

末梢静脈ライン　　　　　　CVカテーテル

減菌で挿入する必要がありますが、カテーテルが太く、急速輸液や血管刺激の強い薬剤の点滴に向いており、ICUや救急等で重症患者に使われる頻度が高いです。

● CVカテーテルを留置する静脈の近くには肺や太い動脈・神経等の重要な構造が多く、挿入時に致命的な合併症が起こる可能性があります。基本的に看護師は挿入することができません。

注意しよう！ **呼び方について**

▶ CVではなく、CVカテーテルが正しい呼び方です。また挿入部位の違いはありますが、正確にはPICCもCVカテーテルの一種です。ただ現場での呼び方やわかりやすさを重視して、本書では末梢静脈ライン・CVカテーテル・PICCの表記に統一しています。

ミニ知識 **PICCの歴史**

● PICCの歴史は意外と古く、その原型はドイツ人医師のヴェルナー・フォルスマン（Werner Forssmann）が1929年に行った実験といわれています。外科の研修医だったフォルスマンは、自身の腕を切開し静脈から尿道カテーテルを挿入し、心臓まで到達したX線写真を撮る、という実験を行いました。すぐには評価されませんでしたが、のちに心臓カテーテル法の先駆者として、ノーベル賞を受賞しています。

---

memo

第1章 PICCの基本

02 PICCの適応

> ✓ **ひとことダイジェスト**
>
> PICCは末梢静脈ラインや他のCVカテーテルと比べてさまざまなメリットがあるものの、デメリットもあるため、それらを理解して、それぞれの患者に合うかを考える必要があります。PICCチームでは、❶6日以上の点滴加療、❷組織侵襲性が高い薬剤の使用、❸緩和ケアを大まかな適応としています。

Ⅰ PICCのメリット・デメリット

1．PICCのメリット

❶ 挿入時の重篤な合併症が少ない

- PICCは他のCVカテーテルに比べて、挿入時の致命的な合併症が少ないといわれています。特定行為の1つでもあり、研修を終えた看護師であれば挿入することができます。一方でカテーテルの先端は中心静脈にあるので、他のCVカテーテルと同様に、刺激の強い薬剤の使用ができます。

❷ 留置中の可動域制限・不快感が少ない

- 他のCVカテーテルは頸部や大腿部から挿入するため、首を動かしたり、足を曲げたりするのに制限があり、生活の質（quolity of life：QOL）やリハビリテーションの妨げになったり、不快感があったりします。PICCは上腕に留置するため、そういった影響を受けにくいです（図1）。

❸ 定期的な交換が必要がない

- 末梢静脈ラインは72〜96時間ごとの定期的な交換が推奨されており、特に静脈穿刺の難しい患者ではそれが苦痛になったりします。PICCはカテーテルが簡単には抜けず、閉塞したり、感染したりしなければ、定期的な入れ替えは必要ありません。

❹ 通常のCVカテーテルに比べて感染率が低い

- PICCは他のCVカテーテルに比べて血流感染症を起こす可能性が低いといわれています。

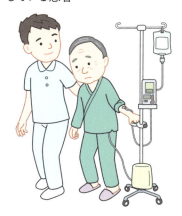

図1 PICCを入れたままリハビリしている患者

2. PICCのデメリット

❶ 輸液の急速投与には向かない
● 輸液の投与速度はカテーテルの内径×長さで決まります。PICCは細く長いため、急変時などの急速投与には向きません。またPICCの挿入には少し時間がかかるため、急変時等で急いで挿入する場合は、末梢静脈ラインやCVカテーテルが向いています。

❷ 折れやすい・閉塞しやすい
● カテーテルが細いため、挿入位置や固定が悪いと、簡単に折れ曲がってしまいます（**キンク**といいます）（図2）。また点滴や採血後に適切に管理しないと、簡単に閉塞してしまいます（予防方法については第2章参照）。

❸ エコーガイド下で穿刺する必要がある
● 上腕の深いところにある比較的径の細い末梢静脈に挿入するため、エコーガイド下で穿刺する技術を習得する必要があります。また、穿刺する上腕の筋肉や神経、動脈などの解剖学的構造を覚える必要があります。

❹ 血栓の発生リスクが高い
● PICCは細い静脈に長いカテーテルを挿入するため、血液の流れが悪くなり、血栓が発生するリスクが高いと言われています。血栓を予防するために、挿入時に血管径を測定し、十分な血管径のある静脈にカテーテルを留置する必要があります。

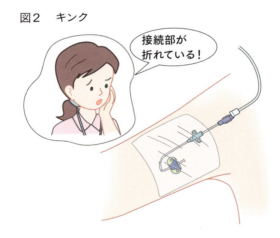

図2　キンク

Ⅱ　PICCの適応

● 海外ではPICCが医療側としても患者側としても楽で便利なために、乱用が問題となっています。メリットも多いPICCですが、「とりあえずPICC」とならないように、どの静脈アクセスデバイス（vascular access device：VAD）が患者に合っているのか、適応を考える必要があります。さまざまなガイドラインが作られていますが、ここでは参考に日本VADコンソーシアムのガイドラインを紹介します。

図3 デバイス選択アルゴリズム

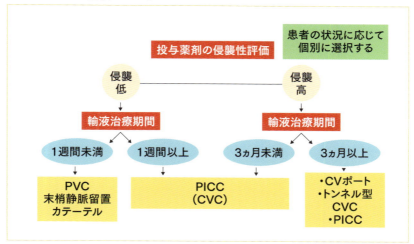

(日本VADコンソーシアム編：輸液カテーテル管理の実践基準―輸液治療の穿刺部位・デバイス選択とカテーテル管理ガイドライン．p46，南山堂，2016．より改変)

- 筆者はさまざまなガイドラインをもとに、PICCの適応を考え、わかりやすくなるように大まかに以下の3つに定めています。

❶ 6日以上の点滴加療
- PICCはカテーテルが長く抜けにくく、また基本的に入れ替えが必要ないため、点滴をする期間が長ければ、それだけメリットを活かすことができます。

❷ 組織侵襲性が高い薬剤の使用
- 昇圧剤や抗がん剤、中心静脈栄養（total parenteral nutrition：TPN）等の高カロリー輸液、高カリウム製剤等、末梢静脈への刺激の強い薬剤を使う場合は、短期間でもPICCの良い適応です。

❸ 緩和ケア
- 高齢・小児の患者をはじめ、末梢静脈ラインを入れることや採血することが、患者の強い苦痛となっている場合には、PICCを使うことで改善が期待できます。

- もちろんあくまで大まかになので、各患者の状況や背景、これからの治療等に合わせて、最終的に担当医師が決定しています。最近では集中治療を終えた患者のCVカテーテルからPICCへの入れ替えや、抗がん剤治療のために短期間入院する患者のための挿入依頼が増えています。また新型コロナウイルスの蔓延期においても、患者・病棟看護師の双方にメリットが多いとして、感染患者への挿入依頼が増えていました。

第1章 PICCの基本

03 PICCの合併症

> ✓ **ひとことダイジェスト**
>
> PICCの挿入は他のCVカテーテルより比較的安全に行えますが、挿入時・留置後の合併症が存在します。それらを十分に理解し、予防しましょう。

● PICCに関連した合併症は主に挿入時と留置後に分けられます。

I 挿入時の合併症

1. 動脈・神経の損傷

● PICCを留置する上腕の静脈周囲には動脈や神経が通過しているため、挿入時に刺して損傷してしまう可能性があります。穿刺を開始する前に、エコーで穿刺部周囲の解剖をしっかり確認し、誤穿刺を避けることが大切です（図1）。

図1 上腕の解剖と主な血管・神経

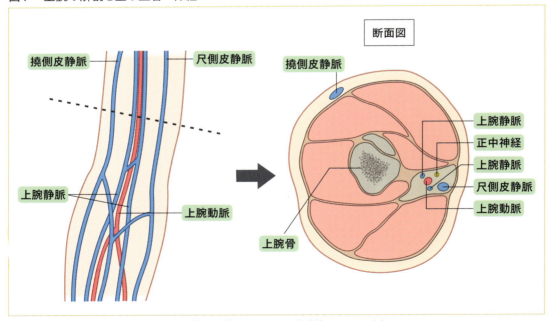

(井上善文：PICCナビゲーター―適応・挿入手技から管理まで. p85, 照林社, 2022. より)

2. ガイドワイヤーやカテーテルの迷入

● PICCは上腕から挿入し腋窩静脈、鎖骨下静脈を通って、上大静脈へと留置します。しかし、静脈は一本道でなく枝分かれしていて、目標とは違ったルートに入ってしまうことがあり、これを<u>迷入</u>といいます。細い静脈に迷入したことに気づかずに無理に進めようとすると、静脈を損傷してしまうため、迷入しやすい静脈を知っておくことが大切です（図2）。

図2　主な静脈の名前と解剖

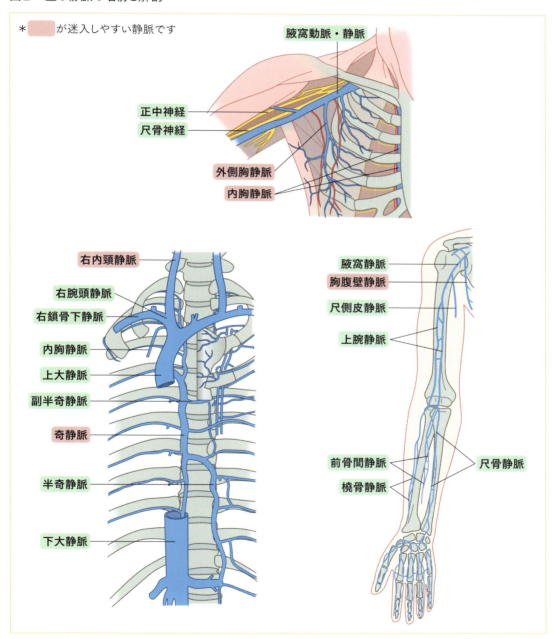

（岩田充永（監），酒井博崇（編）：PICCの教科書—失敗しない！ 挿入から管理までのポイント．p39，南山堂，2021．より）

Ⅱ 留置後の合併症

1. カテーテル関連血流感染症（catheter-related blood stream infection：CRBSI）

● カテーテル等の人工物を入れていると、それを原因とした感染が起きることがあり、これをCRBSI（クラブジーと読みます）といいます。PICCは他のCVカテーテルに比べて感染率が低いというデータがありますが、適切な管理をしていても一定の確率で起きてしまいます（図3）。

図3 カテーテル関連血流感染症（CRBSI）

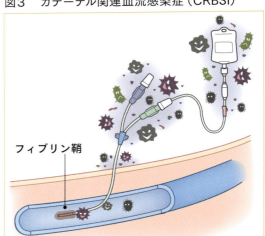

フィブリン鞘

2. 深部静脈血栓症（deep vein thrombosis：DVT）

● PICCは細い静脈に長いカテーテルを留置するため、血液の流れが悪くなり、DVTが多く発生することが報告されています。下肢のDVTにくらべて、肺血栓塞栓症（pulmonary embolism：PE）が起きることは少ないといわれていますが、治療が必要なので、気づいてあげることが大切です。DVTは無症状のこともありますが、腕のむくみや痛み、冷感などの症状があることがあり、挿入後はそれらの症状や上肢の左右差がないか毎日観察をすることが大切です（図4）。

図4 深部静脈血栓症（deep vein thrombosis：DVT）

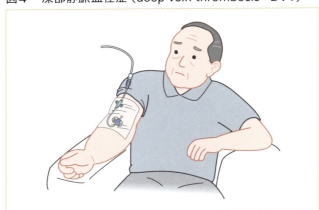

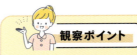 観察ポイント

挿入後のDVT観察ポイント

● 挿入肢に圧痛・腫脹・冷感がないか勤務帯毎に確認する。
● 挿入肢と反対側の腕を比べて、左右差がないかを確認する。

第1章　PICCの基本

04　PICCで用いる カテーテルの種類

✓ ひとことダイジェスト

PICCの基本的な構造は一緒ですが、商品によって内容や挿入・固定の仕方が異なるものがあります。間違った使い方をしないように、挿入する前に必ず取扱説明書を読みましょう。

- PICCは太さ1mm程度の細いカテーテルで、腕から挿入できるように45〜60cm程度の長さがあります。
- 挿入に用いる物品にはガイドワイヤー（軸となるワイヤー）やダイレーター（穴を広げるもの）、イントロデューサー（中にカテーテルを通せるもの）等がありますが、PICC先端の形状によって使い分けます（図1）。

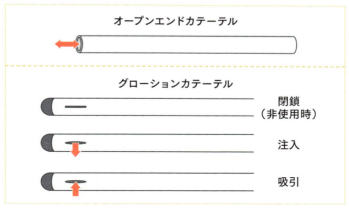

図1　PICC先端の形状

I　PICC先端の形状

- 主にオープンエンドとグローションの2種類があります（図1）。

❶ **オープンエンドタイプ**
- このタイプは一般的な点滴と同じく、カテーテル先端や側面に孔が空いています。筆者が勤める病院で用いているのもこのタイプで、ガイドワイヤーに沿って「セルジンガー法」で挿入します（挿入方法は第4章参照）。代表的なものに、カーディナルヘルス社製の「Argyle™ Fukuroi PICCキット」（図2）があります。

11

図2　Argyle™ Fukuroi PICCキット

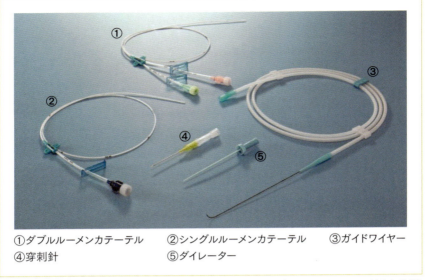

①ダブルルーメンカテーテル　②シングルルーメンカテーテル　③ガイドワイヤー
④穿刺針　　　　　　　　　　⑤ダイレーター

(カーディナルヘルス社より提供)

❷ グローションタイプ

● このタイプは先端が特殊な構造になっていて、血液が逆流しないように普段はスリットが閉じていますが、点滴などの注入時や、採血などの吸引時は、開くようになっています。逆血等による閉塞を防げますが、ガイドワイヤーを通せないため、イントロデューサーという入口を静脈に入れた上で、スタイレットを軸に柔らかいカテーテルを挿入します。代表的なものに、ベクトン・ディッキンソン社製の「グローション®カテーテル」(図3)があります。

図3　グローション®カテーテルセット

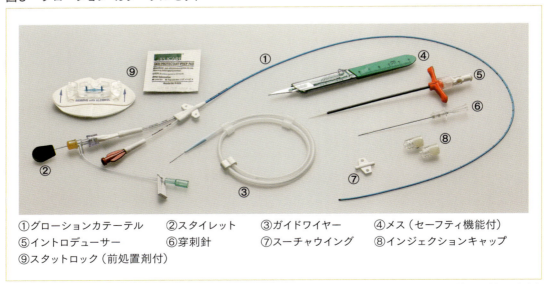

①グローションカテーテル　②スタイレット　　③ガイドワイヤー　　④メス(セーフティ機能付)
⑤イントロデューサー　　　⑥穿刺針　　　　　⑦スーチャウイング　⑧インジェクションキャップ
⑨スタットロック(前処置剤付)

(ベクトン・ディッキンソン社：BD社より提供)

Ⅱ　その他

- 先端のタイプ以外に、同じ製品でもルーメンの数・長さの違い等があるため、患者や目的によって使い分けます。
- また似たような製品でも耐圧タイプと記載のあるものがあり、造影剤投与の高圧・高流量に耐えられるように設計されています。カーディナルヘルス社の「Argayle™ Fukuroi PICCキット耐圧タイプ」、ベクトン・ディッキンソン社の「PowerPICC®」等があります。
- X線透視を用いなくても、患者の前胸部にセンサーを置くことで、ガイドワイヤー先端の位置がわかるシャーロック3CGシステム（図4）が発売されています。

図4　シャーロック（Sherlock）™3CG

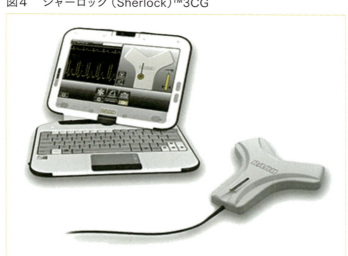

（ベクトン・ディッキンソン社：BD社より提供）

memo

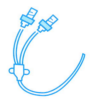

COLUMN コラム │ **Midlineカテーテル**

- Midline（ミッドライン）カテーテルはPICCよりも少し短い静脈カテーテルで、<u>上腕から挿入して腋窩静脈の手前に留置</u>します。末梢点滴とPICCの中間のような位置付けです。
- 中心静脈には届きませんが、比較的太い静脈に留置するため、<u>急速輸液や少量のカテコラミン投与</u>をすることができます。短いため迷入するリスクも低く、X線透視がなくても、エコーガイド下で挿入することができます。
- 2024年に日本でも発売されるようになり、末梢ルートの新たな選択肢として、今後普及が広がっていく可能性があります（図5）。

図5　Midlineカテーテル

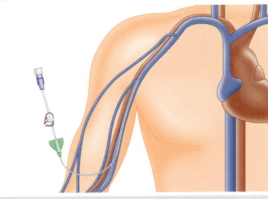

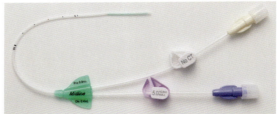

（カーディナルヘルス社より提供）

文献

●03「PICCの合併症」
1) Muñoz FJ, Mismetti P, Poggio R, et al: Clinical outcome of patients with upper-extremity deep vein thrombosis: results from the RIETE Registry. Chest 133: 143-148, 2008.
2) Owens CA, Bui JT, Knuttinen MG, et al: Pulmonary embolism from upper extremity deep vein thrombosis and the role of superior vena cava filters: a review of the literature. J Vasc Interv Radiol 21: 779-787, 2010.

●04「PICCで用いるカテーテルの種類」
1) 米国疾病管理予防センター（CDC）: 血管内留置カテーテル由来感染予防のCDCガイドライン2011. 2011.
2) 日本VADコンソーシアム（編）: 輸液カテーテル管理の実践基準—輸液治療の穿刺部位・デバイス選択とカテーテル管理ガイドライン. 南山堂, 2016.
3) 徳嶺譲芳（監）、金井理一郎（編）: 必ずうまくいく！PICC—末梢挿入型中心静脈カテーテルの挿入テクニックから管理まで. 羊土社、2017.

第2章
PICCの管理方法

05 PICCの包交と固定方法

06 PICC包交の手順

07 PICCからの採血手順

08 PICCのロックの仕方：
パルシングフラッシュ、陽圧ロック

09 PICCの観察項目

10 PICC管理のトラブルにはどうしたらいいの？ Q&A

- Q1 ダブルルーメンのメインルートがわからない
- Q2 PICCからの造影検査
- Q3 PICCからの輸血
- Q4 点滴の滴下がない
- Q5 逆血がない
- Q6 刺入部から染み出しが多い
- Q7 カテーテルが抜けてきた
- Q8 カテーテルを自己抜去してしまった

第2章 PICCの管理方法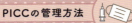

05 PICCの包交と固定方法

✓ ひとことダイジェスト

PICC挿入中の感染や閉塞、自己（事故）抜去などの合併症を予防するためには、PICCの正しい包交と固定の工夫が必要です。

I 包交とは

- もともと包帯交換の略語であり、包帯に限らずドレッシング材の交換なども総称して包交と呼ばれています（図1）。

図1　包交

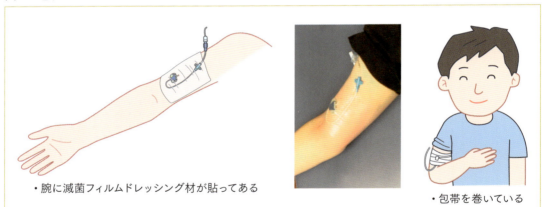

- 腕に滅菌フィルムドレッシング材が貼ってある
- 包帯を巻いている

注意しよう！　なぜ定期的に包交をするの？

▶カテーテルを留置している滅菌フィルムドレッシング材の中の清潔が維持できないと、バイオフィルムを形成し、バイオフィルム内に定着した微生物が血流に乗って、血管内留置カテーテル関連血流感染症（catheter-related blood stream infection：CRBSI）を引き起こす可能性があります。

Ⅱ 固定方法

1. 縫合固定と無縫合固定

- PICCの固定方法として、縫合固定と無縫合固定の方法があります。

❶ 縫合固定

- 縫合固定は、糸でカテーテルを皮膚に固定する方法です（図2）。
- 固定具を縫い付ける他に、カテーテルに直接糸を巻き付けて固定することもできますが、強く結ぶと狭窄やキンクの原因になります。

図2　縫合固定

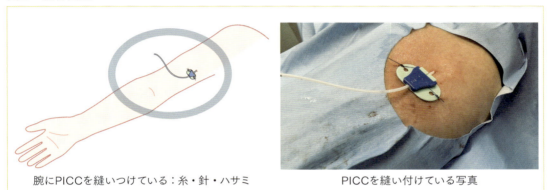

腕にPICCを縫いつけている：糸・針・ハサミ　　　PICCを縫い付けている写真

❷ 無縫合固定

- 無縫合固定は、縫合せずに無縫合固定器具のみで固定する方法です（図3）。
- 無縫合固定器具を図4に紹介します。
- 筆者が勤める病院では無縫合固定器具を使用しての固定が最も一般的な方法です。CDCガイドラインにおいても血管内留置カテーテルに伴う感染リスクを減らすために無縫合固定器具を使用することが推奨されています。

図3　無縫合固定

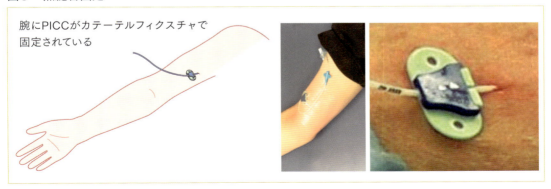

腕にPICCがカテーテルフィクスチャで固定されている

図4 無縫合固定器具

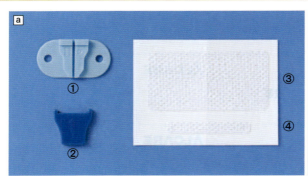
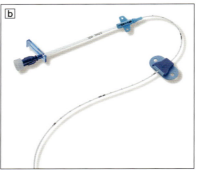

①ソフトウィング　②フィクスチャ
③固定用テープ　④仮止めテープ

a：キット内容　無縫合固定器具Argyle™ Fukuroi
　　カテーテル フィクスチャ

b：キット内容　無縫合固定器具
　　カテーテル フィクスチャ使用例

（カーディナルヘルス社製品カタログより転載）

 注意しよう！　滅菌ガーゼによる固定

▶ 通常、滅菌フィルムドレッシング材（図5）を使用しますが、発汗が著明な場合や出血や浸出液が多い場合は、滅菌ガーゼ（図6）を使用することがあります。その場合、抜去のリスクを評価し、縫合での固定を検討することもあります。滅菌ガーゼの場合は48時間以内に包交しましょう。

図5　滅菌フィルムドレッシング材による固定　　図6　滅菌ガーゼによる固定

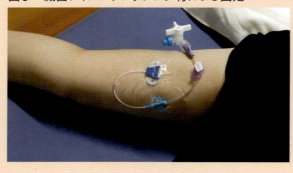
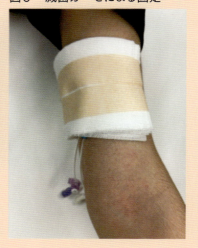

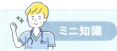

| ミニ知識 | 無縫合固定では事故抜去が多いのか？ |

●縫合した場合と無縫合固定具では事故抜去に差を認めなかったと報告されている文献があります[1]（Yamamoto, et al, 2002）。

2．固定のポイント

●閉塞を予防するための固定のポイントは4つあります（図7）。

図7　固定のポイント

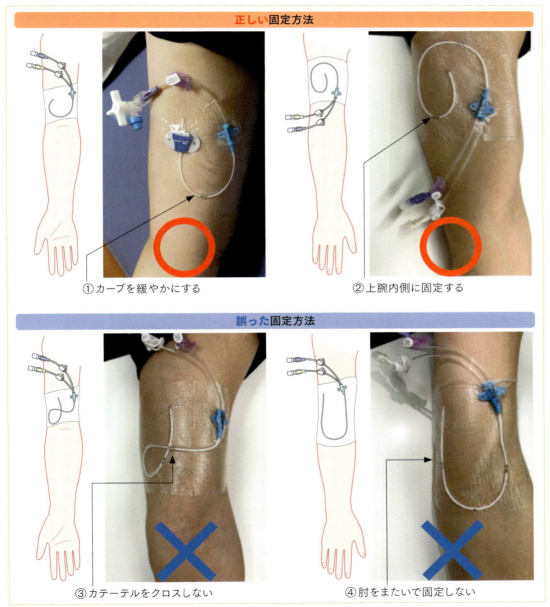

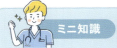

ミニ知識　包交はどのくらいの頻度で実施するの？

- 滅菌フィルムドレッシング材の場合、少なくとも7日ごとに交換します。滅菌ガーゼの場合は、2日ごとに交換をします。
- ただし、カテーテル部位の滅菌フィルムドレッシング材もしくは滅菌ガーゼが湿っていたり、緩んでいたり、汚れている場合には交換をします。

ポイント　次回の包交日

- 滅菌フィルムドレッシング材に次回の包交日を記載したり、毎週○曜日を包交日と決めたりと、包交日を忘れない工夫も大切です。

図8　包交日を忘れない工夫

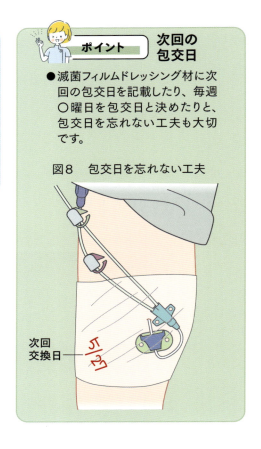

次回交換日

参考文献

- Yamamoto AJ, Solomon JA, Soulen MC, et al: Sutureless securement device reduces complications of peripherally inserted central venous catheters. J Vasc Interv Radiol 13(1): 77-81, 2002.

memo

第2章　PICCの管理方法

第2章　PICCの管理方法

06 PICCの包交手順

✓ ひとことダイジェスト

血管内留置カテーテル関連血流感染症（catheter-related blood stream infection：CRBSI）を予防するために、筆者が勤める病院で行っている包交の手順を紹介します。

I　包交の準備物品

- 準備物品：滅菌フィルムドレッシング材（100×120mm）、クロルヘキシジングルコン酸塩エタノール® 消毒液1％（スティック3本）もしくはポピドンヨード、非滅菌手袋2組、非滅菌テープ、ゴミ袋、手指消毒薬（図1）

- PICCの包交手順は次のQRコードでアクセスすると、動画で視聴することができます。

図1　準備物品の写真

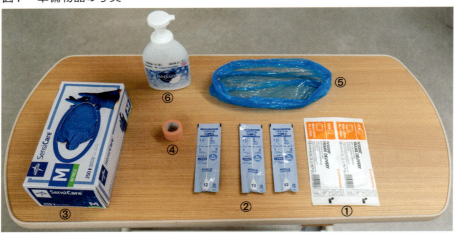

①滅菌フィルムドレッシング材（100×120mm）
②クロルヘキシジングルコン酸塩エタノール® 消毒液1％もしくはポピドンヨード
③非滅菌手袋2組　　④非滅菌テープ　　⑤ゴミ袋　　⑥手指消毒薬

ポイント　ワゴンに載せて

- 準備物品をトレイに準備し、ワゴンに載せてベッドサイドへ行きましょう。ワゴンがない場合、トレイは床頭台、オーバーテーブルの上に置いて包交を実施します。

Ⅱ 包交の手順

❶ 患者へPICCの包交をすることを説明します。
❷ 手指消毒を行います。
❸ 寝具を整え、包交しやすいように腕の位置を整えます。
❹ 手指消毒を行い、手袋を装着します（④）。
❺ PICC刺入部の発赤、腫張、熱感などを観察します。

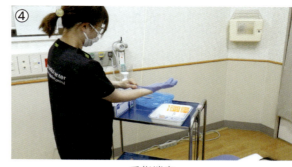

手指消毒

❻ 片方の手で、無縫合固定器具と腕を固定し、もう片方の手で滅菌フィルムドレッシング材を外側へ引っ張るように剥がしていきます（⑥）。
● この際、カテーテルが抜けないように注意します。ドレッシング材がはがれにくい場合、リムーバーを使い少しずつ剥がします。

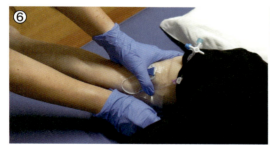 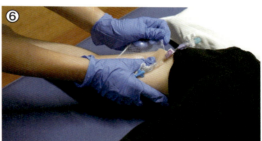

⑥滅菌フィルムドレッシング材を剥がす

❼ カテーテルが抜けていないか確認します。
● 無縫合固定器具は、刺入部から約1cmの黒い点のところに固定しているため、**刺入部から固定具までの長さが約1cm程度**であることを確認します。
● 刺入部から無縫合固定器具が約1cm以上の位置にある場合は、抜けていると判断し包交を完了した後、医師に報告します。
❽ 滅菌フィルムドレッシング材を剥がした後、手袋を外し、手指消毒を行います。
● この時に、新たに使用する滅菌フィルムドレッシング材を袋から出して準備します。
● また、カテーテルを一時的に固定するためのテープを10〜15cm程度の長さに切っておきます。

❾ 手袋を装着し、消毒がしやすいようにカテーテルをまっすぐに伸ばし、1本目のクロルヘキシジングルコン酸塩エタノール®消毒液1%にて刺入部と無縫合固定器具を中心から外に円を描くように広範囲を消毒します（⑨）。

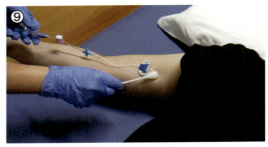

刺入部と無縫合固定器具の消毒

❿ 次に、カテーテルを消毒がしやすいようにまっすぐに伸ばし2本目のクロルヘキシジングルコン酸塩エタノール®消毒液1%で、無縫合固定器具の下の位置からゴシゴシとカテーテルを消毒していきます。
　● カテーテルを緩やかにカーブさせ、<u>上腕部</u>にテープで固定します（⑩）。

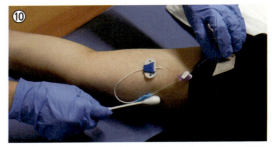

刺入部から刺入部と無縫合固定器具とカテーテルの消毒

⓫ 最後に、3本目のクロルヘキシジングルコン酸塩エタノール®消毒液1%で、刺入部から刺入部と無縫合固定器具とカテーテルも一緒に、中心から外に円を描くように広範囲を消毒します。

⓬ 消毒薬が乾いたことを確認し、カテーテルを緩やかにカーブさせ、刺入部と無縫合固定器具とPICC本体に付いているブルーの羽の部分が覆えるように大きめの滅菌フィルムドレッシング材でしっかり固定します。
　● その際、消毒部分は手であおがないようにします。一時固定していたテープを剥がします（⑫）。

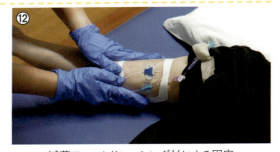

滅菌フィルムドレッシング材による固定

⓭ 手袋を外し、手指消毒をします。
⓮ 患者へ包交が終わったことを伝え、寝衣と布団、腕の位置を整えます。
⓯ 物品を片付け、手指消毒をします。

注意しよう！ **ハサミは使用しない**

▶滅菌フィルムドレッシング材を剥がす時に、ハサミを使用してはいけません。PICCカテーテルを誤って切断してしまう可能性があります。PICCの切断は、再挿入による患者への負担が増えるだけでなく、感染のリスクが高まります。
▶コツは、滅菌フィルムドレッシング材を外にゆっくり伸ばしながら剥がすと安全に剥がれます（図）。

図　滅菌フィルムドレッシング材の剥がし方

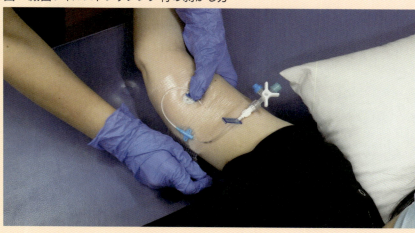

memo

第2章　PICCの管理方法

07 | PICCからの採血手順

> ✓ **ひとことダイジェスト**
>
> PICCから採血ができますが、注意することが2点あります。
> - 血液を吸引する際はゆっくり陰圧をかけること。
> - 採血後は、カテーテル内に逆流した血液を20mL以上の生食またはヘパリン生食で必ずパルシングフラッシュ＋陽圧ロックすること。

Ⅰ 採血の準備物品

● 酒精綿、吸引用のシリンジ10mL、採血に必要な量のシリンジ、生食20mLまたはヘパリン生食、採血スピッツ、保護栓、非滅菌手袋など（図1）を用意します。

図1　採決の準備物品

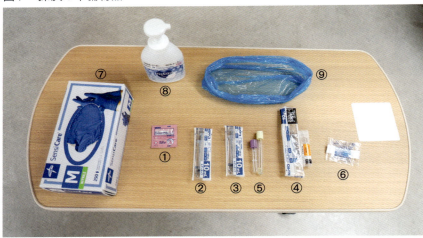

①酒精綿
②吸引用のシリンジ 10mL
③採血に必要な量のシリンジ
④生食20mLまたはヘパリン生食
⑤採血スピッツ
⑥保護栓
⑦非滅菌手袋
⑧手指消毒用のアルコール
⑨廃棄用の袋

Ⅱ 採血手順

❶ PICCカテーテルからの採血の指示を確認します。
❷ 必要物品を準備します。
❸ 手指消毒をして、患者へ採血の説明をします。
❹ PICCカテーテルから投与している点滴はすべて一時停止します。ダブルルーメンであ

26

れば両側の点滴を一時停止します。
❺ 手指消毒して、手袋を装着します。採血する側のカテーテル接続部を酒精綿でゴシゴシと消毒します。
❻ 採血する側のカテーテル内の薬液を吸引するために空シリンジを接続し、5〜10mL血液を吸引します。ロックをして血液を吸引したシリンジを取り外します。
❼ 別のシリンジを接続し、ロックを解除したら採血に必要な量の血液を吸引します。
❽ 採血後、生食またはヘパリン生食を用いて、パルシングフラッシュ＋陽圧ロックをします。
❾ 採取した血液をスピッツに注入します（図2）。
❿ 手袋を外し、手指消毒を行い、患者へ採血の終了を説明します。

図2　採血している時のカテーテルと手

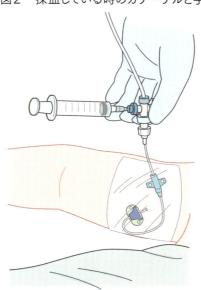

注意しよう！　採血時の注意点

▶採血の際に、急激に陰圧をかけると、カテーテルと静脈が細いため内腔が虚脱してしまい血液を吸引できないので、ゆっくり優しく吸引しましょう。
▶血液や血液製剤、脂肪製剤は凝固しやすくカテーテルの閉塞を起こしやすいため、パルシングフラッシュ＋陽圧ロックを必ず実施しましょう。

第2章 PICCの管理方法

08 PICCのロックの仕方：パルシングフラッシュ、陽圧ロック

☑ **ひとことダイジェスト**

PICCは、CICC（中心静脈挿入型中心静脈カテーテル）と比較してカテーテル内腔が細いため、容易に閉塞しやすいという特徴があります。そのため、パルシングフラッシュや陽圧ロックという方法を用いてPICCの閉塞を予防します。

I パルシングフラッシュとは

- パルシングフラッシュとは、カテーテル内に断続的にフラッシュ液（生食またはヘパリン生食）を注入することで、カテーテル内腔に乱流を起こし、内腔の物理的洗浄効果を高める方法です（図1）。
- 断続的にフラッシュすればよいのですが、看護師からは具体的な指示が欲しいという要望もあり、PICCチームからは「2mLフラッシュして1秒間待つを5～6回繰り返す」と説明しています。

図1 通常のフラッシュとパルシングフラッシュ

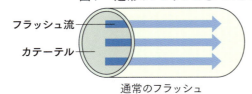
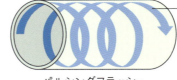

II 陽圧ロックとは

- 陽圧ロックとは、ロック液（生食またはヘパリン生食）の注入中および注入終了時に、カテーテル内に陽圧をかける方法です。陽圧ロックをすることで、カテーテル内腔は陽圧となり、カテーテル内への血液の逆流によるカテーテルの閉塞を防ぎます。
- 具体的な方法としては、シリンジ内のロック液が最後1～2mL程度になったら、シリンジのプランジャーに陽圧を加えながら（プランジャーを押しながら）クランプします（図2）。

図2 陽圧ロック

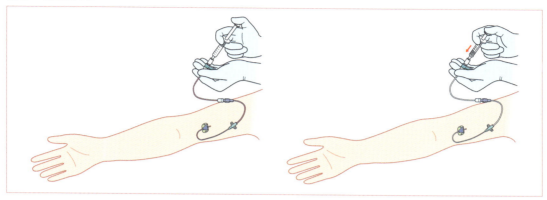

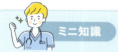 **ミニ知識** **PICCカテーテルを使用しない場合**

● PICCチームとしては、PICCカテーテルを使用しない場合、担当医の指示に従い、1日1回、生食またはヘパリン生食でパルシングフラッシュ＋陽圧ロックを実施しています。ヘパリンの副作用として、ヘパリン起因性血小板減少症（HIT）も注意しましょう。

memo

第2章 PICCの管理方法

09 PICCの観察項目

 ひとことダイジェスト

PICCの観察は、感染や血栓、静脈炎といった合併症に関する項目やカテーテルの固定に関する項目、身体所見に関する項目などがあります。

I 観察項目

- 挿入されたPICCを観察することは、感染や閉塞、事故抜去を防ぐためにとても大事です。
- 表1に示す観察項目を確認しておいて、定期的に確認するようにしましょう。

表1　PICCの観察項目

観察場所	観察項目	ポイント
カテーテル刺入部	発赤、腫脹、疼痛、熱感、硬結、刺入部からの漏出や血液・膿の付着	感染徴候
ドレッシング材保護部	発赤や紅斑などの皮膚状態や掻痒感	
挿入肢	挿入肢と非挿入肢を比較して明らかな浮腫	血栓
無縫合固定器具付近	無縫合固定器具が刺入部から最初の黒い点の位置にあるか	カテーテルが抜けてきていないか
カテーテル	漏れやキンク	穴や閉塞

II PICCチーム回診時の観察項目

- PICCチームでは挿入後にトラブルや不安がないか、定期的に病棟回診しています。
- 限られた時間で確認できるように、あらかじめ表2のようなチェックリストを作って観察しています。

表2　PICCチーム回診時の観察項目

観察場所	観察項目
刺入部からカテーテル	・挿入部位はどこか ・カテーテルの抜けがないか ・刺入部の皮膚の異常がないか ・挿入肢の腫脹がないか ・カテーテルの閉塞がないか
カテーテルの固定	・刺入部の無縫合固定器具がしっかりと固定されているか ・カテーテル、無縫合固定器具が滅菌フィルムドレッシング材でしっかり覆われているか ・カテーテルに折れ曲がり（キンク）やねじれがないか（図1） ・滅菌フィルムドレッシング材が1週間に1回交換されているか
輸液ルート	・カテーテルを使用していない場合には、1日1回ヘパリン生食でロックしているか ・採血や輸血をした後に生食フラッシュをしているか ・余計な三方活栓がついていないか ・輸液ルートに血液の逆流や汚染がないか
その他	・患者から苦痛などの症状 ・病棟看護師からの相談

図1　折れ曲がり（キンク）

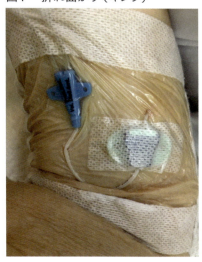

ポイント　看護師の腕の見せどころ

● PICCを留置することで、患者の何回も針を刺される恐怖や苦痛などを取り除くことができます。病棟看護師による適切なPICC管理により、治療が終わるまで合併症を生じることなくPICCを留置することができます。患者のよりよい療養に向けて、PICC挿入後の管理は看護師の腕の見せどころです！

■ 参考文献（第2章 05〜09）

1) 徳嶺譲芳（監），金井理一郎（編），一般社団法人医療安全全国共同行動（協力）：必ずうまくいく！PICC—末梢挿入型中心静脈カテーテルの挿入テクニックから管理まで．羊土社，2017．
2) 坂口嘉郎：末梢挿入型中心静脈カテーテル留置に伴う血栓症．日集中医誌 29：209-210，2022．
3) 矢野邦夫（監訳）：血管内留置カテーテル由来感染の予防のためのCDCガイドライン2011．メディコン，2011．
4) 西條文人・他：無縫合で末梢挿入型中心静脈カテーテルを固定するドレッシング材の効果．外科と代謝・栄養 48（4）：107-113，2014．
5) Yamamoto AJ, Solomon JA, Soulen MC, et al: Sutureless securement device reduces complications of peripherally inserted central venous catheters. J Vasc Interv Radiol 13(1): 77-81, 2002.
6) 瀬川裕佳・他：PICC回診によるカテーテル管理とその効果．日本静脈経腸栄養学会雑誌 32（5）：1489-1494，2017．

第2章　PICCの管理方法

10 PICC管理のトラブルにはどうしたらいいの？Q&A

☑ **ひとことダイジェスト**

PICCを挿入した後は、病棟での適切な管理が必要となります。PICCチームが病棟からよく受ける相談内容やトラブル時の対応などについて解説していきますので、きちんと覚えて備えましょう。

Q1　ダブルルーメンのメインルートがわからない

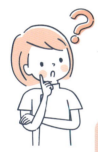

Q.質問
接続口が2つあるのですが、どちらがメインルートですか？

A.答え
接続部分の色を確認することでどちらがメインルートかわかります。病院で採用されている製品について確認しておきましょう。

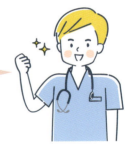

- メインルートとサブルートがわかりやすいように、どの製品も色分けされています。製品によっては手元部分の長さが違ったり、流せる最大流速を記載してあったりします。
- 例をあげると筆者が勤める病院で採用しているカーディナルヘルス社のArgyle™ Fukuroi PICCキット 耐圧タイプでは、メインルートの色は「紫」、サブルートは「白」になっています。また耐圧タイプなので、造影剤を流せるメインルート側にはクランプ部分に最大注入速度が、使用できないサブルート側には「No CT」と書いてあります（図1）。
- 病院で採用している製品については取扱説明書等を読んで、確認しておきましょう。

図1　耐圧タイプ

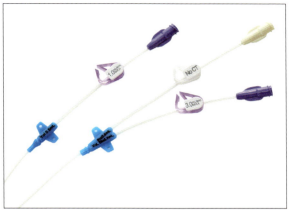

（カーディナルヘルス社より提供）

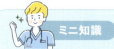

> **ミニ知識　メインルート**
>
> ●製品によっては小さくdistal（ディスタル）、proximal（プロキシマル）と書かれていたりします。その場合はディスタル側がメインルートです。

Q2　PICCからの造影検査

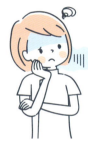

Q.質問
造影CTで末梢静脈ラインをとるように言われたのですが、PICCは使用できないのですか？

A.答え
製品によって造影剤が使えるものとそうでないものがあります。また使えるものでも最大流速が決まっているので、検査の種類によって、末梢静脈ラインが必要な場合があります。

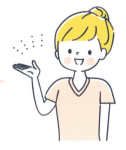

- PICCが耐圧タイプやPowerPICCと呼ばれるものであれば、造影剤の注入に対応しています。造影可能なルートは、クレンメの部分に最大注入速度が「○mL/sec」と記載されているので、まずは製品が対応しているものか確認しましょう（図2）。
- また造影CTや造影MRIと一口に言っても、検査によって必要な最大注入速度が足りなかったり、注入する側（左右どちらか）が限定されたりするので、放射線技師や医師に確認してみましょう。筆者が勤める病院では耐圧タイプを採用していますが、ダイナミックCTの場合は注入速度が大きいので、別に末梢静脈ラインを確保する規定となっています。

図2 PICC耐圧タイプのクレンメ部分

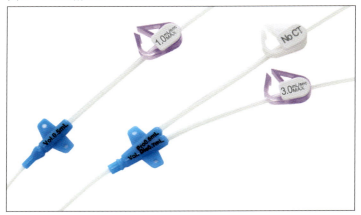

(カーディナルヘルス社より提供)

Q3 PICCからの輸血

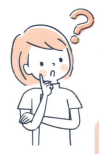

Q.質問
担当医から輸血の指示が入りました。PICCからの輸血は可能ですか？

A.答え
PICCは輸血に使えますが、輸液ポンプが必要となる場合が多いです。

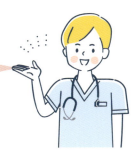

- PICCから輸血をすることは可能ですが、カテーテルが細く長いため、滴下が非常にゆっくりで投与に時間を要します。少しでも径の大きいメインルーメンを使うことで改善されますが、必要な速度で滴下できず、輸液ポンプを使う場合が多いです。

> **注意しよう！　輸血後は放置しない**
>
> ▶輸血後は血栓で閉塞しやすいので、そのまま放置せずに、すぐに生食でしっかりパルシングフラッシュを行いましょう。

Q4 点滴の滴下がない

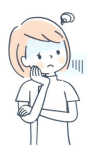

Q.質問
点滴を投与しようとしましたが、点滴が落ちません。輸液ルートをフラッシュしようとしても、薬剤の注入ができません。一度確認してもらえますか?

A.答え
ルートが開放されているのに、点滴が落ちない時に考える原因は主に3つあります。
①カテーテルの折れ曲がり(キンク)・ねじれ
②カテーテル先端の位置異常(血管壁への先当たり)
③血栓等による閉塞

❶ カテーテルの折れ曲がり(キンク)・ねじれ

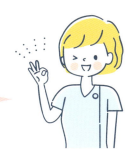

図3　キンクしたカテーテル

- PICCに折れ曲がった部分(キンクと言います)(図3)やねじれた部分はありませんか? もしある場合は、そこが原因になっている可能性があります。包交をし直して、キンクやねじれを解除してみましょう。
- 特に細いカテーテルとプラスチックの羽のキワが折れることが多いので、固定や包交の際には工夫しましょう(方法は第2章-05参照)。

❷ カテーテル先端の先当たり
- 腕の位置によって点滴の落ちが良くなることはありませんか? 表面上は変わっていないように見えますが、実は腕を動かしたりするたびに、PICCの先端はわずかに上下しています。その影響で先端が血管壁に当たったり、カテーテルが別の静脈に迷入してしまったりします。わずかな先当たりであれば腕の位置を変えたりすることで、改善するかもしれません(図4)。
- 繰り返し起こる場合は、医師や専門チームに相談して、少し抜くなどして位置を調整してもらいましょう。

❸ 血栓等による閉塞
- カテーテルの中が血栓化したりしていませんか? 使用後にそのままにしてクレンメを閉じ忘れたり、フラッシュが不十分だったりすると、簡単に閉塞してしまいます。また投与する薬剤によっては、内部で結晶化して閉塞したりします。
- 詰まってしまうともう使えないので、担当医師に相談してPICCの入れ替えや抜去を検討しても

図4　腕を上げると点滴が落ちる

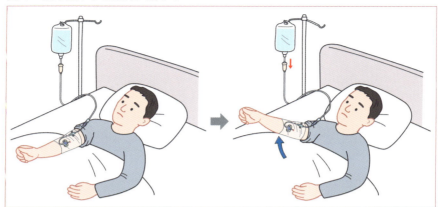

らいましょう。もしダブルルーメンのうち、片方だけが閉塞した場合には、残った方だけを使用することも考えられますが、感染への懸念が残るので、短期間でなければ入れ替えましょう。

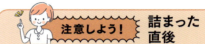

注意しよう！　詰まった直後

▶詰まった直後であれば、少し強めにフラッシュすることで再開通できることがあります。気付いたら早めに対応しましょう。

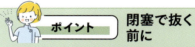

ポイント　閉塞で抜く前に

●点滴の滴下が悪い・投与ができない場合は、抜いてしまう前に、
・カテーテルのキンクやねじれを解除しましょう。
・先当たりの可能性を考慮して腕の位置を調整してみましょう。

memo

Q5 逆血がない

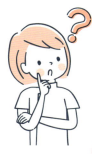

Q.質問
採血をしようとした時に逆血がありませんでした。フラッシュはスムーズに行えます。一度確認してもらってもよいですか？

A.答え
フラッシュができるなら閉塞ではなさそうですが、血栓などが付いて狭くなっている可能性があります。その他、滴下ができない時と同様に、カテーテルの先端が血管壁に当たっている可能性もあるので、腕の位置を調整してみましょう。

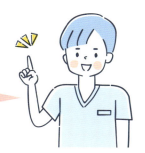

- せっかく入れたPICCも詰まってしまっては意味がありません。閉塞しないように使用後は生理食塩水（生食と呼ぶことが多いです）やヘパリンを付与した生食（ヘパリン生食と呼んでいます）を用いて、パルシングフラッシュと陽圧ロックを実施することが非常に大事です（第2章-08参照）。
- 特に採血後や輸血後には、血液成分がカテーテル内腔に付着して閉塞しやすいため、生食で十分フラッシュすることが大切です。PICCチームでは採血・輸血・TPN等の使用後には20mLの生食を用いてフラッシュするように推奨しています。

注意しよう！ ゆっくり引く
▶ 逆血を確認する時にいきなり強く引くと、逆に血が引きにくくなることがあります。カテーテルや留置した静脈の内腔がつぶれて虚脱してしまうためと考えています。そうならないように10mL等のシリンジでゆっくり引きましょう（第2章-07、p26参照）。

ポイント 閉塞予防のコツ
- 閉塞しないようにパルシングフラッシュと陽圧ロックを徹底しましょう。
- 特に採血・輸血後は閉塞しやすいので注意しましょう。
- 逆血を確認する場合は、ゆっくり陰圧をかけましょう。

memo

Q6 刺入部から染み出しが多い

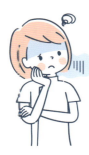

Q.質問
刺入部から僅かな出血が続いているのですが、どうしたらいいですか？

A.答え
刺入部を折り畳んだ滅菌ガーゼで圧迫し、その上から滅菌フィルムドレッシング材（以下、ドレッシング材）を被せましょう。

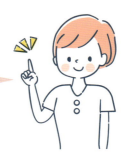

- <mark>抗血小板薬や抗凝固薬を服用している患者</mark>では、刺入部からの出血が続くことがあります。通常は折り畳んだ滅菌ガーゼをドレッシング材の間に入れてしばらく圧迫することで、止血が得られることが多いです。48時間以内に止血を確認し、ガーゼを取り除き、消毒をしてドレッシング材を貼り替えましょう。あまりに続く場合は主要な血管の損傷が心配なので、医師に相談しましょう。
- <mark>浮腫が強い患者</mark>では組織液が刺入部から染み出してきてしまうことがあります。その場合は折り畳んだ滅菌ガーゼでは足りないため、何枚も重ねた滅菌ガーゼで保護してテープで固定しましょう。ガーゼがびしょびしょに濡れてしまった場合は、不潔になる前に新しいガーゼに交換しましょう。ドレッシング材がない分だけ、抜けたり折れたりしやすいので、固定のための縫合を追加することもあります。

memo

Q7 カテーテルが抜けてきた

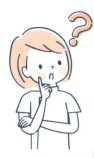

Q.質問
ラウンド時に確認したら、PICCの長さが変わっていました。どう対応したらよいですか？

A.答え
PICCが抜けた時にまず確認することは2つです。
① カテーテルがどのくらい、何cm抜けたのか。
② 逆血が確認できるか。

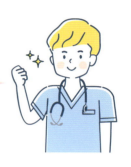

- 気をつけていてもさまざまな理由でPICCが抜けてしまうことがあります。完全に抜けていないなら、まず刺入部を消毒して滅菌フィルムドレッシング材で固定をし直しましょう。
- PICCが多少抜けても末梢静脈ラインとして使用できますが、中心静脈から抜けてしまうと、高カロリー輸液や組織障害性の高い薬剤の使用はできません。またカテーテル先端の位置によっては、迷入したり、先当たりしたりする可能性があります。焦らずまず状況を把握して、担当医に報告しましょう。X線写真でならカテーテルの位置がわかるので、どうするのか指示をもらいましょう。

注意しよう！　絶対に戻さない
▶ 感染やキンクの原因となるので、抜けたPICCを無理に戻すことは絶対にしないようにしましょう。

ポイント　カテーテルが抜けたら
- PICCが完全に抜けてしまわなければ、末梢静脈ラインとしては使用できますが、中心静脈から抜けてしまうと、使用できる薬剤が変わります。
- カテーテルを無理に押し込むと感染の原因になります。

memo

Q8 カテーテルを自己抜去してしまった

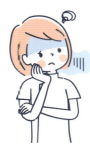

Q.質問
患者さんがカテーテルを自分で抜いてしまいました。どうしたらよいですか？

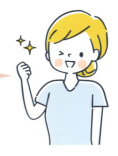

A.答え
PICCを自己抜去された場合にすることは2つです。
① 刺入部の圧迫止血
② 抜去されたカテーテルが破損していないか確認

- 表面から血がダラダラ出ていなくても、止血されていなければ中で血腫が広がってしまいます。まずカテーテルが挿入されていた部分をしっかりと押さえて、圧迫止血しましょう。止血が確認できたら、滅菌フィルムドレッシング材で刺入部を保護してください。
- 次に抜去されたカテーテルを確認し、カテーテルが切れて破損していないか確認しましょう。カテーテルには長さがわかる目盛りが付いているので、先端の部分まであるか確認します。途中で切れている場合は、急いで医師に報告しましょう。X線写真などで体内に残っていた場合、外科的に摘出したり、カテーテル手術で回収したりする必要があります。

ミニ知識　繰り返し自己抜去をしてしまう患者

- PICCチームでは基本的に無縫合固定器具を使っていますが、繰り返し自己抜去をしてしまう患者については、担当医師の指示に応じて、縫合固定も追加することがあります。

□ 参考文献

1) 徳嶺譲芳（監）・金井理一郎（編）：必ずうまくいく！PICC—末梢挿入型中心静脈カテーテルの挿入テクニックから管理まで．羊土社，2017．
2) 井上善文：PICC【末梢挿入式中心静脈カテーテル】ナビゲーター—適応・挿入手技から管理まで．照林社，2022．
3) 岩田充永（監），酒井博崇（編）：PICCの教科書—失敗しない！挿入から管理までのポイント．南山堂，2021．
4) 井上善文：PICC—末梢挿入式中心静脈カテーテル管理の理論と実践．じほう，2017．

第3章

はじめてのエコーガイド下穿刺のテクニック

11 エコーの基本

12 エコーガイド下穿刺の基本

13 末梢静脈ライン用のエコーガイド下穿刺

14 PICC用のエコーガイド下穿刺

第3章　はじめてのエコーガイド下穿刺のテクニック

11 エコーの基本

✓ ひとことダイジェスト

- エコーは超音波を使って身体の中を見る装置で、被ばくをすることなく、リアルタイムで観察することができます。
- 血管穿刺にはリニア型のプローブを使って、短軸法で観察します。
- 解剖学的知識に加えて、プローブで圧迫した状態を観察したり、カラードップラーを使ったりすることで、動脈と静脈を見分けることができます。

Ⅰ　エコーと基本的な機能

- 超音波診断装置（エコーと呼ぶことが多いです）は、超音波を使って身体の中を見ることができる装置です（図1）。
- エコーではX線写真やCTのように被ばくすることはありません。小児や若い女性、お腹の中にいる胎児の診察時にも安心して用いることができます。
- だからと言って画質が悪いわけではなく、超音波が届く範囲であれば、細かく、リアルタイムで観察することができます。
- 骨や石などの極端に硬いものや、空気があると、超音波が跳ね返ってしまうので、その奥を見ることができなくなってしまいます（逆にそれを利用することもあるのですが、本書では詳細は省きます）。

図1　エコーを使った穿刺

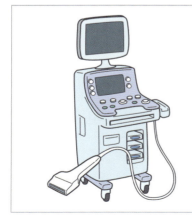
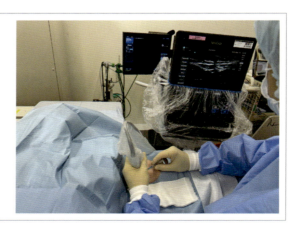

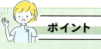

> **ポイント　エコーの特徴は**
> ●エコーは①低侵襲で被ばくがない、②リアルタイムで細かく見える、③深いところや骨・石・空気があるところは苦手。

- 手に持つ部分を**プローブ（probe）**と呼び、そこから出る超音波を当てることで、表面からは見えない奥の構造を詳細に見ることができます。
- プローブにはいくつか種類があり、見たい深さに応じて使い分けます。この中で血管のエコー穿刺に使うのは**「リニア型」**と呼ばれるプローブで、先端面が真っ直ぐで平べったく、浅い部分の構造がよく見えるのが特徴です（表1）。

表1　プローブの種類

	リニア型	コンベックス型	セクタ型
先端面の形	平らで細長い	丸くて太い	平らで四角い
特徴	浅い部分の構造がよく見える・深いところは苦手	深いところまで見える	先端が細いので肋骨の間から深いところが見える
ビームの方向	垂直	放射状	放射状
主な用途	血管・皮膚や筋肉	腹部	心臓

- エコーにはさまざまな機能が付いていますが、血管の穿刺には明るさを調整する**「ゲイン（gain）」**と深さを調整する**「デプス（depth）」**の2つを覚えておけば十分です（図2）。
- 製品によって方法は違いますが、ダイヤルやボタンで調整できることが多いので、手技に入る前に使い方を覚えておきましょう。

図2　エコー像：デプス・ゲインの調整前・後

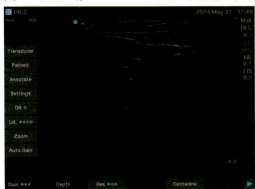
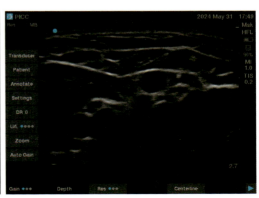

43

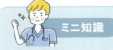

ミニ知識　カラードップラー

- 最近のエコーには必ず付いている機能で、血流の速さや向きを色で表してくれます。向かってくる血流は赤く、離れていく血流は青く、早い血流ほど明るく白く映ります。動脈では拍動によって速度が常に変化しているので、カラードップラーの様子を見ることで、静脈と見分けることができます。
- 実際にPICCを入れる際には、解剖学的な知識やエコーを当てた際の拍動・潰れ方の様子で、動脈と静脈の区別が付くことが多いですが、カラードップラーも併用することで、よりしっかりと見分けることができます。

図3　エコー像：カラードップラー

II　エコーで使えるテクニック

1. プローブの持ち方（図4）

- まずプローブの持ち方を学びましょう。
- 観察の良し悪しは、自分の手とプローブが安定しているかによって大きく変わります。プローブの先端を包むように持って、自分の手（特に小指球側）をプローブと一緒に患者さんにくっつけるようにすると安定します。自分の手にもゼリーが付いてしまいますが、中にはそれがうまい人の証、という人もいるそうです。

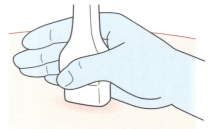

図4　プローブの上手な持ち方

2. プローブの当て方

- エコーの**ビーム**（図5）はプローブの中心に沿って出ているのですが、当てる向きによって見え方が変わります。どんな向きでも当てられるのですが、血管に沿って見る向きを長軸、血管を輪切りにして見る向きを短軸と言って、用途によって使い分けます（図6）。
- PICCや末梢静脈ラインの穿刺には、**短軸法**をおすすめしています。理由は腕の神経・動脈・静脈は並行して近くを走っていることが多く、短軸法であれば同時に描出して位置関係が把握しやすいからです。

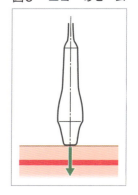

図5　エコーのビーム

図6　エコーの当て方と見え方

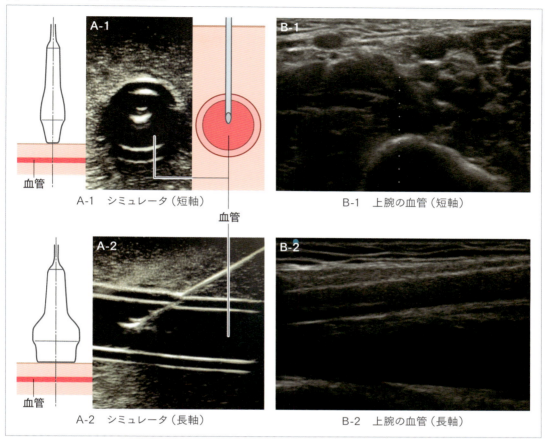

A-1　シミュレータ（短軸）　　B-1　上腕の血管（短軸）
A-2　シミュレータ（長軸）　　B-2　上腕の血管（長軸）

3．プローブの動かし方（図7）

- いろいろな動かし方がありますが、血管穿刺には皮膚面とプローブの角度をキープしたまま動かす**スライド（sliding）**、プローブの位置を変えないまま角度を変える**傾け（tilting）**を覚えれば十分です。
- 同時に使うと位置が混乱してしまうので、慣れるまではスライドで対応し、駆血帯に近くなってこれ以上ずらせない時等に傾けを使うとよいでしょう。

図7　プローブの動かし方

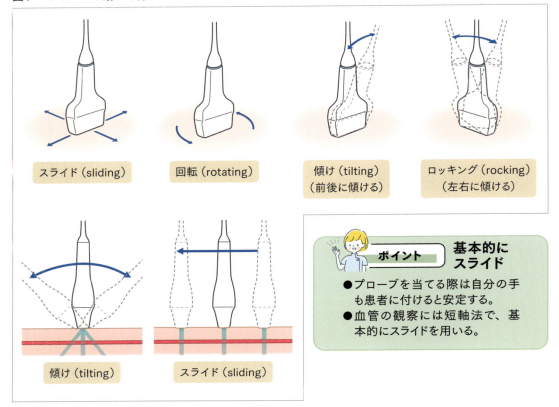

4. エコーでの血管の観察

- 最後に実際にエコーを当てて血管の観察をしてみましょう。
- エコーのプローブを触ったり、左右に動かしてみたりして、左にあるものが左に、右にあるものが右に見えるように当てましょう。
- 上腕内側に短軸法で当てると、さまざまな構造を同時に見ることができます（解剖については第4章-15参照）。
- 黒く抜けて見えるのが液体があるところ、つまり血管です。**軽い力でも潰れて虚脱してしまうのが静脈、なかなか潰れずよく見ると拍動しているのが動脈**です（図8）。
- 筋肉は患者が手に力を入れたりすると動きます。神経はわかりにくいこともありますが、少しキラキラしていたり、太いものは穴の空いたレンコンのように見えたりします。

図8　上腕内側のエコー像：圧迫によって静脈が潰れる様子

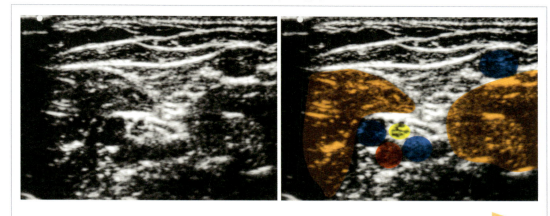

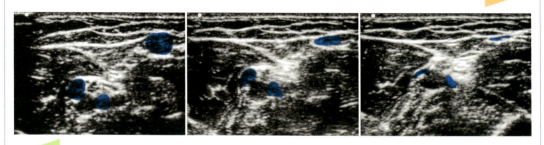

> **注意しよう！**　患者によって見方が異なる
>
> ▶動脈・静脈は患者の状態によっても見え方が変わってきます。血圧の低い患者では動脈でも簡単に潰れてしまったり、心不全の患者では静脈が張っていて拍動が見えたりします。また駆血した後では静脈が潰れにくくなるので、プレスキャンでは駆血をせずに見るのが大事です。

> **ミニ知識**　エコーは慣れることが大切
>
> ● 看護師として通常の静脈路確保（<u>ランドマーク法</u>といいます）の経験が長いほど、エコーでの穿刺に最初は戸惑うかもしれません。エコーでの観察に慣れない分、画面から目を離して針を直接見ようとしたり、手先の感覚に頼りたくなったり、目に見える血管に刺したくなったりします。
> ● エコーはすでに述べた通り、侵襲が少ないので、仲間同士で当てあって、血管の見方やプローブの動かし方を練習するとよいでしょう。シミュレータで練習するのもおすすめです。経験件数が100件、200件と増えた分だけ、エコーガイド下穿刺が安定して早くなり、患者に負担をかけずにより良い手技ができるようになっていきます。

第3章　はじめてのエコーガイド下穿刺のテクニック

47

第3章 はじめてのエコーガイド下穿刺のテクニック

12 エコーガイド下穿刺の基本

✓ ひとことダイジェスト

- 針先と血管をエコーの短軸法で描出し、針先を認識しながら、プローブと針先を交互に進めます。
- エコーガイド下穿刺に慣れるまではシミュレータで十分練習しましょう。

I はじめに

- それではいよいよエコーガイド下での血管穿刺について学んでいきましょう。
- 学んだエコーの知識を活かしながら、ここでは血管模型のシミュレータを使いながら穿刺に関する一般的な知識と、それに役立つさまざまなミニ知識や注意点について触れていきます(末梢静脈ライン・PICCの具体的な穿刺のポイントは第3章-12・13参照)。

- 動画を見ながら確認すると、よりイメージがわくかと思います。

 ミニ知識 練習用シミュレータの種類

- エコーの使い方やエコーガイド下での穿刺法に慣れるためにも、まずはシミュレータで練習することを強く推奨します。PICC用のシミュレータも販売されていますが、血管穿刺の練習だけなら、末梢静脈ライン確保のシミュレータや、ゲルに管が入った血管模型のようなシミュレータで十分です(図1)。

図1 さまざまな練習用シミュレータ

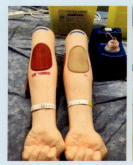 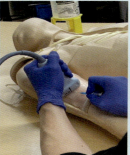 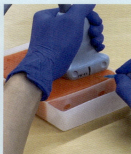

Ⅱ エコーガイド下穿刺の手順

❶ プレスキャン

- 穿刺を開始する前に、穿刺する血管やその深さ、周りの構造を観察します。これをプレスキャンといいます。留置するカテーテルの種類にかかわらず、まっすぐな血管が穿刺に適しています。
- この際に必要に応じて、エコーの明るさ（ゲイン）・深度（デプス）の調節をしておきます。
- プレスキャンを十分したら、目標とする血管と穿刺位置を決めます。

ポイント　穿刺の角度と針先の深さの関係

- エコーガイド下で穿刺する際には穿刺時の角度が大きく影響してきます。
- プローブの縁から中心のビームの部分まで大体10mmで、エコー画面に映るまで針を進めると、穿刺時の角度によって到達する深さが数mm変わってきます。これは狙う血管の細さや深さを考えると、非常に大きな変化です。
- プレスキャンの時点でどのような位置から、どんな角度で穿刺するのか考えておきましょう。

図2　穿刺の角度と針先の深さの関係

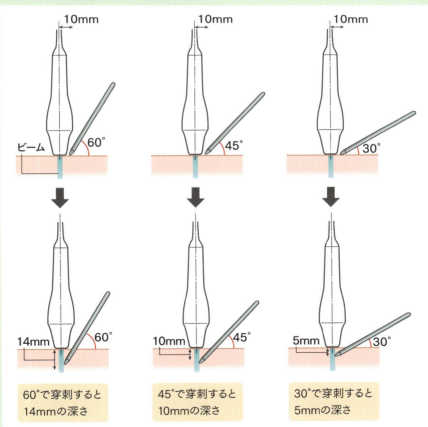

第3章　はじめてのエコーガイド下穿刺のテクニック

❷ 穿刺のための物品の準備をして、プローブにエコーゼリーを付けます。

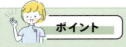

| ポイント | エコーゼリーはたっぷりと |

- エコーゼリーはたっぷり使いましょう。量が足りずにプローブと皮膚表面の間に空気が入ってしまうと、超音波が入っていかず、とても見づらくなります。

❸ プローブを表面に当てて、目標の血管を短軸法で描出します。

❹ 穿刺針で表面をしっかりと貫きます（④）。

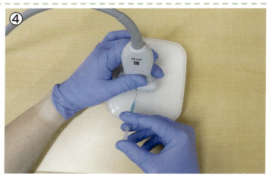

シミュレータでのエコーガイド下穿刺

| 注意しよう！ | 穿刺時の痛み |

▶ 神経に当たることを除けば、皮膚を貫く際が一番痛いです。慎重に刺しすぎて、痛みの時間が長くならないようにしましょう。ただし目標の血管が浅い場合には、大きく進めすぎて皮膚と一緒に貫いてしまわないようにしましょう。

❺ エコーの短軸法を用いて、針先を描出します。

- ここから留置できるまでは、エコー画面から目を逸らさないようにしましょう（⑤）。

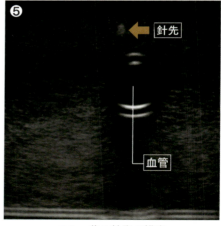

エコー像：針先の描出

| 注意しよう！ | 針先を見る |

▶ 描出するのは「針」ではなく、「針先」です。どちらもエコー画面でキラッと光る（高輝度な）点として見えることが多いですが、針先であればエコーを少し進めただけで画面から見えなくなります。

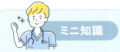

| ミニ知識 | ジャビングの方法 |

- 見つからないときは**ジャビング**（jabbing）を用いると見つけやすくなります。
- やり方は針先を進めないようにしながら、キツツキのようにその場で優しく先端を震わせます。こうすることで針先とその周りの構造が揺れるため、針先を見つけやすくなります。また皮下組織は何重もの層になっているため、どの層まで達しているかもわかります（図3）。

図3　ジャビング

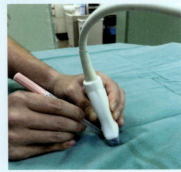
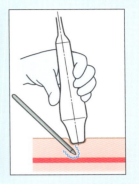

❻ 針先が認識できたら、プローブをほんのわずかだけ進めて、針先よりビームを先進させます（図4）。

● このとき、針先は一時的に見えなくなります（❻）。

図4　エコーを先進させる

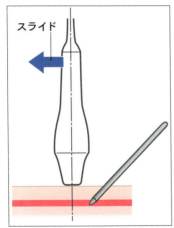
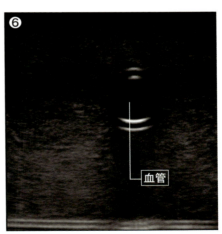

エコー像：エコーを先進させると針先が見えなくなる

| ポイント | 針先の確認 |

- 初めはこの「ほんのわずか」の感覚がわからず、大きく動かしすぎて、針先を見失ってしまうことが多いです。0.1～1mm単位で動かすような感覚、術者本人以外には動いたのかわからない程度で十分です。
- 針先を見失った場合は、焦らずエコーを動かして、針先を再度認識しましょう。

❼ 続いて、再度エコーで見えるようになるまで、針先をゆっくり進めます（図5・⑦）。

図5　針を進める

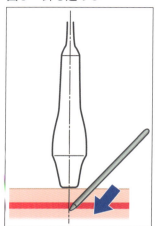
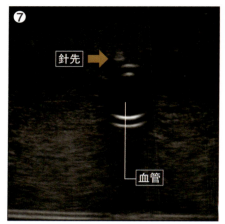

エコー像：針を進める

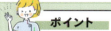　針先はエコーより先に進めない

● これも「ほんのわずか」を意識しましょう。針先がビームに達して画面に見えたら、進むのを止めましょう。エコーのビームを針より先に進めて、進む先が安全なことを確認できるのがエコーガイド下穿刺のメリットです。

❽ 手順❻～❼を目標の血管に到達するまで繰り返します。
● 血管の真ん中を貫けるように、適宜針先の向きを調整します。

　針先の調整

● 皮膚の刺入点を中心に、針の手元側と針先側はシーソーのように動きます。手元側を右に動かすと針先は左に、手元側を上に動かすと針先は下に、といったような具合です。この調整が最初は難しいので、慣れるまでシミュレータで十分練習しましょう。

memo

❾ **血管の真上まできたら壁を貫きます（⑨）。**

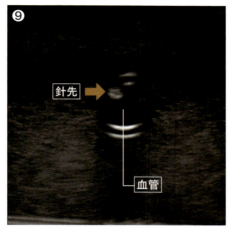

エコー像：血管を貫く

注意しよう！　テンティング

▶やわらかい静脈では壁がテントのような形で伸びてしまい、エコー上は静脈内に針先が達したように見えるのに、貫けていないことがあります（テンティングtentingと呼んだりします）（図6）。
▶さらに進めると貫けることがほとんどですが、あまりにも貫けない場合は、針先を少し回すと役に立つことがあります。

図6　エコー像：テンティング（針が血管にめり込んでいる）

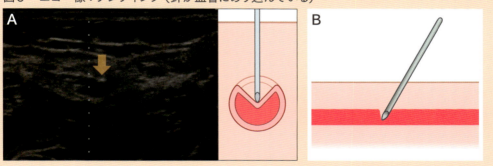

memo

53

❿ **血管壁が貫けたら、引き続きエコーガイド下に針を根元まで進めます。**
- 血管壁を再度貫いてしまわないように、針先が血管の中心にくるように進めましょう（⓾）。
- 内針を抜いて、外筒から逆血がくれば、穿刺は終了です。

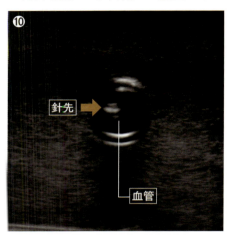

エコー像：血管内を進める

 ポイント 逆血がない場合は

- もし内針を抜いても逆血がこない場合、考えられることは2つです。
  ① 1つ目はカテーテルが血管内に達していないケースです。この場合は外筒を貫かないように内針を慎重に戻して、エコーガイド下でもう少し進めます。
  ② 2つ目はカテーテルが血管内に達した後に、後ろの壁まで貫いてしまったケースです。この場合は貫通法に移行します（コラム「貫通法について」参照）。

 注意しよう！ 患者の協力を得る

▶ エコーガイド下穿刺では、エコーで針先を確認しながら挿入することで、目視的には穿刺が難しい血管にも留置することができますが、それには繊細な操作が必要です。患者の協力が得られず動いてしまう場合には、非常に難しく、針先を見失って危険な場合があるので、注意しましょう。

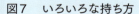 **ミニ知識** 穿刺針の持ち方

- 穿刺針の持ち方は最初は鉛筆を持つような持ち方で教わりましたが、PICCチームのメンバーそれぞれも、自分によりあった持ち方に変わっていっています。筆者自身はエコーガイド下を数百件とやっていくうちに、利き手の第2・3指でタバコのように挟み、第1指で針のお尻部分を支える持ち方が、今は一番やりやすいと感じています（図7）。

図7　いろいろな持ち方

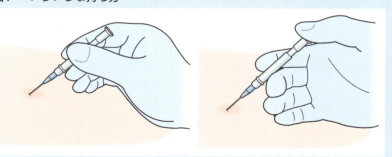

第3章　はじめてのエコーガイド下穿刺のテクニック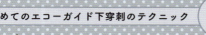

13 末梢静脈ライン用のエコーガイド下穿刺

✓ ひとことダイジェスト

- エコーガイド下に行うことで、表面に静脈が見えない患者でも、合併症を避けつつ、確実に末梢静脈ラインの留置ができます。
- 深い静脈を狙うと、せっかく留置しても簡単に抜けてしまうので、注意しましょう。

I　はじめに

- ここでは末梢静脈ライン向けのエコーガイド下穿刺について述べていきます。

- 動画を見ながら確認すると、よりイメージがわくかと思います。

II　末梢静脈ライン用のエコーガイド下穿刺の手順

❶ プレスキャン

- 穿刺を開始する前にエコーでスキャンを行い、穿刺する血管やその深さ、周りの構造を観察していきます。
- この際に必要に応じて、エコーの明るさ・深度調節をしておきます。
- プレスキャンを十分したら、目標とする血管と穿刺位置を決めます（①）。

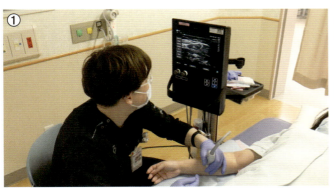

プレスキャン

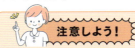
注意しよう！

深いところを狙わない

▶ 末梢静脈ラインを留置する場合は、あまり深い血管を狙うと刺さっても簡単に抜けてしまいます。外筒が長いタイプの針を使うのも手ですが、それでも多少抜けにくくなる程度なので、より太い血管を求めてあまり深いところを狙わないようにしましょう。

55

❷ 駆血帯を絞めて、プローブを皮膚に当てて、目標の血管を短軸法で描出します。
❸ 穿刺部をアルコール綿で消毒しつつ、穿刺点の余分なエコーゼリーを拭き取ります（③）。

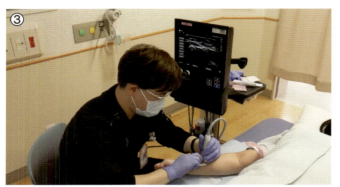

皮膚の消毒

> **ポイント**
> **穿刺部のゼリーは拭き取る**
> ●PICCの時と違い、滅菌のエコーゼリーではないので、穿刺部から押し込まないように拭き取りましょう。

❹ 穿刺針で皮膚をしっかりと貫きます（④）。

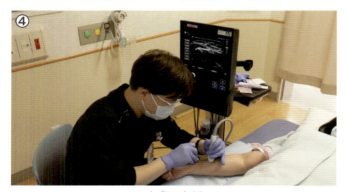

皮膚の穿刺

> **ポイント**
> **プローブを押し付けすぎない**
> ●PICCの時と違い、浅い血管を狙うことが多いので、血管と一緒に貫かないようにしましょう。またプローブ部分で皮膚を押し下げていると、穿刺角度が浅すぎた際に針先端が皮膚側に出てきてしまいます。穿刺時はプローブであまり押し下げないようにしましょう。

❺ エコーの短軸法を用いて、針先を描出します。
● ここから留置できるまでは、エコー画面から目を逸らさないようにしましょう（⑤）。

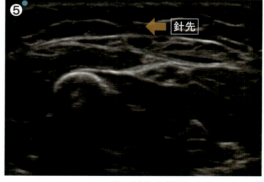

エコー像：針先の描出

56

❻ 針先が認識できたら、プローブをほんのわずかだけ進めて、針先よりビームを先進させます。
● この時、針先は一時的に見えなくなります（⑥）。

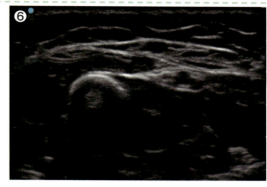

エコー像：エコーを先進させる

❼ 続いて、再度エコーで見えるようになるまで、針先をゆっくり進めます。

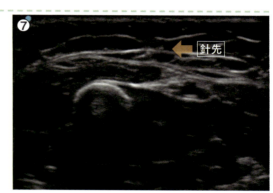

針を進める

❽ 手順❻～❼を目標の血管に到達するまで繰り返します。
● 血管の真ん中を貫けるように、適宜針先の向きを調整します。

❾ 血管の真上まできたら壁を貫きます（⑨）。

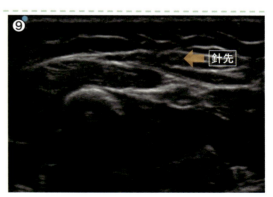

エコー像：血管を貫く

第3章 はじめてのエコーガイド下穿刺のテクニック

❿ **血管壁が貫けたら、引き続きエコーガイド下に針を根元まで進めます。**
- 血管壁を再度貫いてしまわないように、針先が血管の中心にくるように進めましょう（❿）。
- 内針を抜いて、外筒から逆血がくれば、穿刺は終了です。

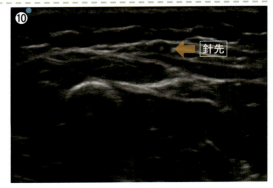

エコー像：血管内を進める

 ミニ知識　血管が浅い場合

- 狙う血管が十分浅いのであれば、エコーで血管を確認した後で、通常のランドマーク法を用いるのも1つの方法だと思います。血管なのかイマイチはっきりしない構造をエコーで静脈だと確認したり、周囲に動脈等のリスクのある構造がないか確認したりできるのも、エコー下穿刺技術を身につけるメリットだと感じています。

memo

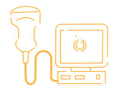

第3章　はじめてのエコーガイド下穿刺のテクニック

14 PICC用のエコーガイド下穿刺

✓ ひとことダイジェスト

- エコーガイド下穿刺を用いることで、深い静脈も合併症を避けつつ、PICCを挿入することができます。
- 穿刺技術にフォーカスしがちですが、穿刺前の準備・穿刺後の固定もとても大事です。手技に臨む前にそれもあわせて確認しておきましょう。

I はじめに

- ここではPICCを留置する際のエコーガイド下穿刺の流れについて説明していきます。
- 実際にPICCを留置する際には、穿刺の前の準備や無菌操作のためのマキシマル・バリア・プリコーション、穿刺後のカテーテル挿入や固定も重要になってきます（その手順については第4章-16・17参照）。

- 動画を見ながら確認すると、よりイメージがわくかと思います。

II PICC用のエコーガイド下穿刺の手順

❶ プレスキャン

- 穿刺を開始する前にエコーでスキャンを行い、穿刺する血管やその深さ、周りの構造を観察していきます。
- この際に必要に応じて、エコーの明るさ・深度調節をしておきます。
- 目標とする血管と穿刺位置を決めたら、皮膚にマーキングをします。

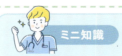

ミニ知識　プレスキャンでしっかり計画を

- 末梢静脈ラインに比べてPICCを挿入する静脈は深いため、針を穿刺する際の角度や狙う血管の深さがより重要になってきます。プレスキャンの時点でどのような位置から、どんな角度で穿刺するのか考えておきましょう（詳細は第3章-12参照）。

59

❷ 物品の準備と皮膚の消毒をして、無菌操作下でエコーガイド下穿刺を開始します（②）。

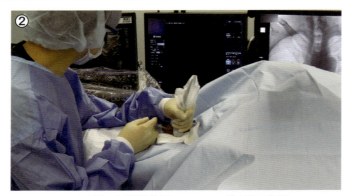

PICC用の無菌操作下でのエコーガイド下穿刺

❸ まず穿刺針で皮膚をしっかりと貫きます。
❹ 短軸法を用いてエコーのプローブを当てて、針先を描出します（④）。

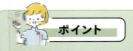

ポイント

針先が見つからないときは

- 皮下が厚い分、針先を見失う可能性があるので、見つからないときはジャビング法を使いましょう（詳細は第3章-12参照）。

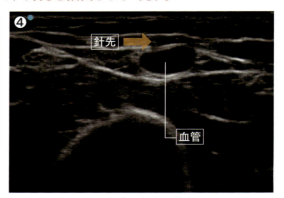

エコー像：針先の描出

❺ 針先が認識できたら、プローブをほんのわずかだけ進めて、針先よりビームを先進させます（⑤）。

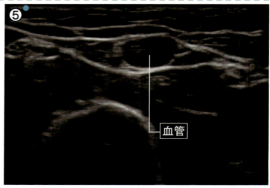

エコー像：エコーを先進させると針先が消える

❻ 続いて、針先をほんのわずかだけ進めて、再度エコーで針先が見えるようにします。

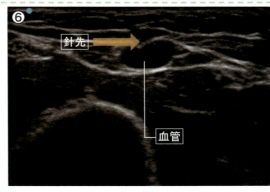

エコー像：針を進める

❼ 手順⑤と⑥を目標の静脈に到達するまで繰り返します。血管の真ん中を貫けるように、適宜針先の向きを調整します。

❽ 血管の真上まできたら壁を貫きます（⑧）。

注意しよう！　逆血がこないときは

▶ 深い静脈を刺す際は、血管壁を貫けても逆血がこないことがあります。内針を抜くと外筒からは逆血がくるので、軟部組織等で針穴が塞がってしまうからではないかと考えています。逆血はあまり気にせずに、エコー画面に集中しましょう。
▶ とはいえ、逆血は針先が血管内に到達したことの目安になるので、介助者に逆血がこないかを見ていてもらうのも1つの方法です。初心者は自分で覗こうと動くと、針を一緒に動かしてしまい、針先を見失ってしまうことが多いです。

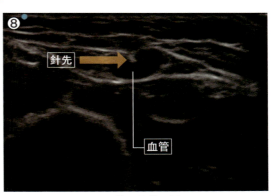

エコー像：血管を貫く

❾ 血管壁が貫けたら、引き続きエコーガイド下に針を根元まで進めます。

● 血管壁を再度貫いてしまわないように、針先が血管の中心にくるように進めましょう。
● 内針を抜いて、外筒から逆血がくれば、穿刺は終了です（それ以降の手順は第4章-17参照）。

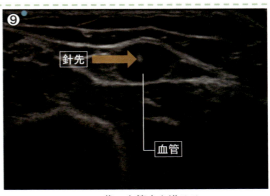

エコー像：血管内を進める

> **ポイント** 深い血管を狙う時は

- 皮下組織が厚い場合に、プローブや針を届かせようと一生懸命に押していると、皮膚が凹んでしまい、力を緩めた瞬間に戻って外筒が抜けてしまう場合があります（図1）。
- 深い血管を貫いている場合には、針をすぐに抜かず、利き手とは逆の手で「外筒の位置」と「皮膚へのプレッシャー」をキープしたままにしましょう（図2）。
- 慣れないうちはそれが難しく、抜けてしまったり、力を入れすぎて外筒を折ってしまったりします。最初はキープすることに集中して、介助者にワイヤーを入れてもらうのも良い手です。

図1　皮下が厚い場合力を緩めると針が抜けてしまう

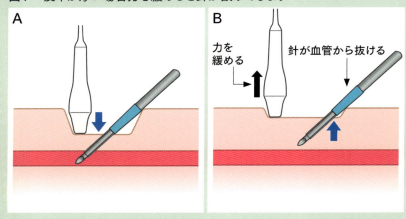

図2　押しつけたまま針を抜去

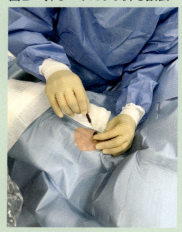

コラム　貫通法について

　本文ではエコーガイド下に血管の前壁だけを貫いて、カテーテルを留置する方法について説明しました。PICCの場合は前壁・後壁をまとめて貫いてから留置する方法があり、これを貫通法と言います（セルジンガー法と間違って呼ばれることも多いです）。

　方法と手順は次の通りです（図3）。
① エコーガイド下に血管をすべて貫きます。実施前に奥に動脈等の構造がないか十分確認しておきます。
② 内針を抜きます。この時、血管を十分貫けていれば、外筒の先端は血管の外にあるので、逆血はきません。
③ 静脈の場合は圧が低く逆血がわかりにくいので、後ろにシリンジを付けて、軽く陰圧をかけながら外筒をゆっくり引いてきます。
④ 逆血がきたら先端が血管の中にある証拠なので、その位置をキープしたまま、慎重にシリンジを外して、ガイドワイヤーを入れます。

　貫通法は良い方法ですが、できるだけ最小限の出血で済むように、普段は前壁だけを貫けるように心がけています。ただ意図せず後壁まで貫いてしまったり、血管がすぐ潰れてしまって前壁だけを貫くのが難しかったり、という場合に備えて、貫通法も覚えておきましょう。

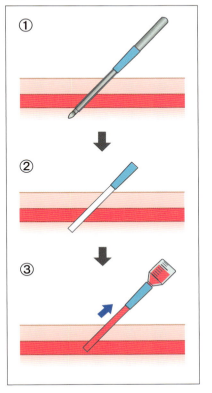

図3　貫通法

参考文献

1) Suzuki T: PICC insertion and management: procedure tips and insights from a specialized team [EPOS]. 2024 European Congress of Radiology, Vienna, Austria, 2024.

第4章

PICCの挿入

15 上腕の解剖とPICCを留置する静脈
16 PICC挿入前の準備
17 PICC挿入手順

第4章　PICCの挿入

15 上腕の解剖とPICCを留置する静脈

> ✅ **ひとことダイジェスト**
> - PICCを挿入する静脈には尺側皮静脈、上腕静脈、橈側皮静脈があります。このうち尺側皮静脈が第一選択となることが多いです。
> - 解剖を理解することでエコーを当てた際に構造がわかるようになります。
> - 静脈は一本道ではなく、枝分かれしているため、他の静脈に迷入しないように、迷入しやすい静脈を知っておきましょう。

I 上腕の解剖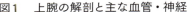

- まずは上腕の大まかな解剖を学びましょう。このうち尺側皮静脈、上腕静脈、橈側皮静脈がPICCを留置する際に目標となる血管です。各静脈の特徴はこの後すぐに学びます。

図1　上腕の解剖と主な血管・神経

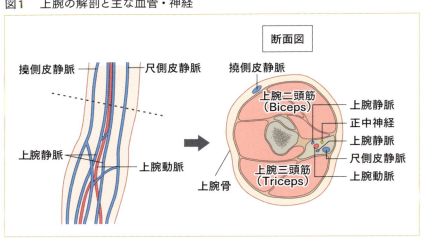

（井上善文：PICCナビゲーター—適応・挿入手技から管理まで．p85，照林社，2022．より）

- エコーを上腕内側に当てた様子が図2です。白黒のためわかりづらいですが、解剖を理解すると構造が見えてきます。エコーを少し押し付けると、静脈であれば簡単に潰れ、動脈であれば拍動を見ることができます。
- カラードップラーを使うのも動脈と静脈を見分ける方法の1つです（第3章参照）。

図2　エコー像：上腕内側の様子

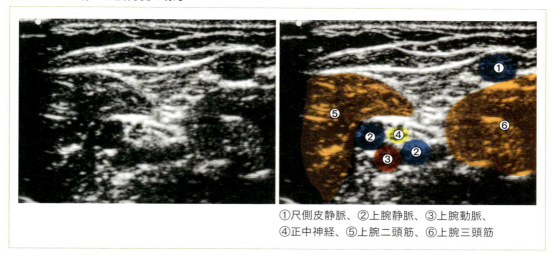

①尺側皮静脈、②上腕静脈、③上腕動脈、
④正中神経、⑤上腕二頭筋、⑥上腕三頭筋

● またあわせてガイドワイヤーやPICCを入れる際に間違って迷入しやすい静脈を復習しておきましょう。続いて各静脈について述べていきます（図3）。

図3　主な静脈の名前と解剖

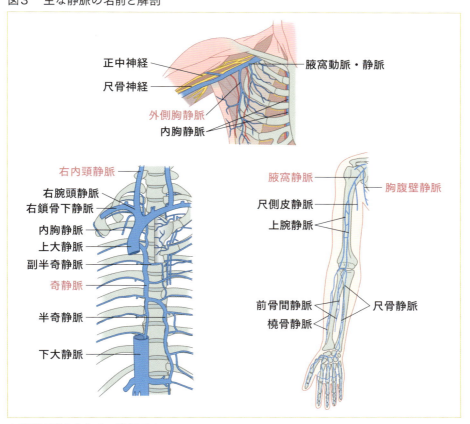

＊赤字が迷入しやすい静脈です
（岩田充永（監），酒井博崇（編）：PICCの教科書─失敗しない！ 挿入から管理までのポイント．p39．南山堂，2021．より）

第4章　PICCの挿入

67

II （上腕部）尺側皮静脈

- 尺側皮静脈（図4・5）は、上肢を外転させることで、直線となることが多いです。
- 上腕動脈や正中神経から距離があることで、比較的安全に穿刺ができるので、筆者が勤める病院ではPICCの第一選択としています。
- 中枢側にいくほど、上腕静脈との距離が近くなり、最終的に合流します。

図4　尺側皮静脈の走行

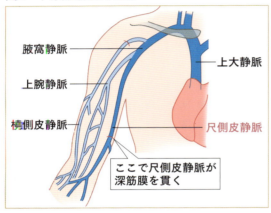

図5　エコー像：尺側皮静脈

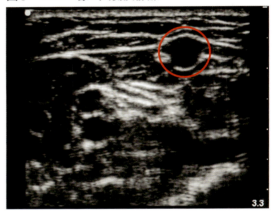

III 上腕静脈

- 上腕静脈（図6・7）は深くにあることが多く、エコーを用いなければ確認できないことがほとんどです。
- 上腕二頭筋、上腕動脈、神経などが近くにあり、穿刺する場合には誤穿刺に十分注意することが重要です。

図6　上腕静脈の走行

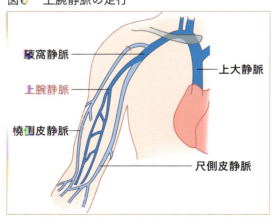

図7　エコー像：上腕静脈

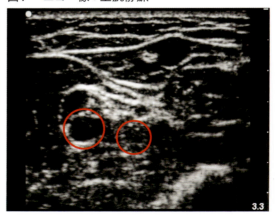

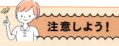

| 注意しよう！ | 上腕静脈の近くには動脈がある |

▶上腕静脈の穿刺は深くなることがあり、そういった時は圧迫が行いにくいため、特に動脈を誤って穿刺しないように注意しましょう。止血が難しい場合は躊躇せずに医師に連絡しましょう。

Ⅳ （上腕部）橈側皮静脈

- （上腕部）橈側皮静脈（図8・9）は腕の外側にあり、他の血管からは離れています。尺側皮静脈、上腕静脈に比べて、径が細いことが多い印象です。
- 比較的浅い位置を走行しているため、エコーを当てるだけで潰れてしまい、逆に穿刺が難しいことがあります。肉眼で確認できる場合には、エコーを用いずに挿入することも可能です。
- 腋窩静脈との合流の角度が急なことがあり、ワイヤーがループして腋窩静脈へ迷入することがあります（図10）。

図8　橈側皮静脈の走行

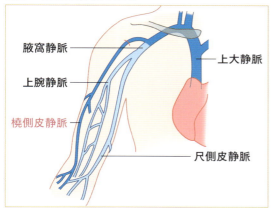

図9　エコー像：橈側皮静脈

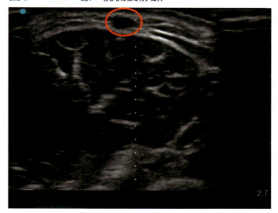

図10　X線写真：腕へのカテーテル迷入

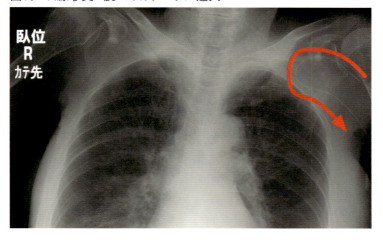

> **ポイント** 橈側皮静脈の穿刺
>
> ●橈側皮静脈の穿刺は無症状のまま腕側に迷入する可能性があるため、病室での挿入の場合には、どうしても他に静脈がない時以外は避けています。
> ●比較的浅い位置を走行しているので、エコーの重さや、エコーを当てる強さで血管がつぶされてしまうので、発見ができないときは、ゼリーを多めにつけて、エコーが皮膚に触れるか触れないかくらいの当て方を意識してみましょう。

memo

第4章　PICCの挿入

16　PICC挿入前の準備

> ✅ **ひとことダイジェスト**
> - 手技を円滑に行うには、準備が大切です。準備で穿刺の成功が決まるといっても過言ではありません。
> - 手技が行いやすい、かつ患者さんの安楽にも十分注意しながら、体勢を整えます。
> - 必要な物品、機材を使いやすい位置に配置し、使用できるか確認します。
> - プレスキャンで穿刺する静脈と位置を選択します。

Ⅰ　説明と同意

- PICCの必要性と手技の内容、合併症について、患者本人もしくは家族に説明し同意を得ます（同意書の内容については第6章参照）。

> **ポイント**　同意書の確認
> - PICCチームは同意書を確認し、患者の不安や不明点があれば補足説明を行い、安心してPICC挿入が行えるように努めています。

Ⅱ　挿入場所の選択

- 筆者が勤める病院では透視下と病室の両方で留置を行っています。以下に挿入場所による特徴を記載します。

❶ 透視室（図1）

- X線透視下でPICC挿入を行うことで、ガイドワイヤーとカテーテルの位置が常に確認でき、挿入時の迷入を防げるほか、挿入後もすぐにカテーテルの位置確認が行えます。
- 少量とはいえ、X線被ばくをしてしまうのがデメリットです。部屋に入る手技者・介助者は、防護具と線量計を付けましょう（放射線防護の詳細については第5章参照）。
- 透視室で行う場合は、医師の指示・オーダーの下で、放射線技師と一緒に手技に入り、挿入に必要な最小限の透視を行ってもらい、PICC挿入を行います。
- PICCチームでは安全面や、衛生面を考慮して、透視室を挿入場所の第一選択にしています。

図1　透視室での挿入の様子

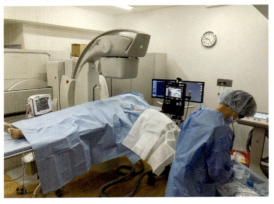

> **注意しよう！　透視室で行う場合**
> - X線透視ができるのは**医師**とその指示を受けた**放射線技師**だけです。決して看護師が透視スイッチを踏んではいけません。
> - 透視室で行う場合は、手技者と介助者、患者の被ばくに十分注意しましょう。
> - 体内留置している除細動器がある場合（ICDやCRT-D）は、誤作動を起こすことがあるので、医師、放射線技師、臨床工学技士との連携が大事です。

❷ **病室（図2）**
- 患者が移動せずに済み、移乗の際のトラブルや急変を避けられるのがメリットです。
- 透視装置がなく、ガイドワイヤーやカテーテルの位置が常にはわからないため、エコーをうまく活用したり、迷入していないかモニターや患者の症状にいつも以上に気を配ったり、工夫する必要があります。
- 部屋やベッドが狭い場合には、物品類が不潔になりやすいので、注意が必要です。
- 筆者が勤める病院では病状が不安定な患者や、管理物による移動の制限がある患者（人工呼吸器の使用や補助循環を使用しているなど）、隔離などで病室から出ることができない患者は、病室で挿入しています。

図2　病室での挿入の様子

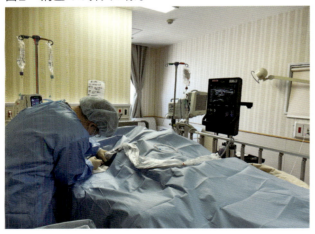

> **ポイント　頸部の消毒**
> - 病室で行う際は、ワイヤー挿入後は内頸静脈をエコーで観察して、迷入がないことを確認しながら手技を行っています。
> - あらかじめ頸部を消毒しておくと、エコーを清潔に保つことができます。

> **注意しよう！　心電図モニター**
> - 透視下ではないので、ガイドワイヤーを進めすぎることで、心房を刺激し、不整脈を誘発することがあります。常に心電図モニターに気を配りましょう。

Ⅲ 物品の準備

- PICC留置に必要な物品を用意します（表1, 図3・4）。
- 手技中に物品の不足があると患者を待たせることになりますので、手技前に必ず不足がないかを確認します。
- 心電図モニターやエコーを見やすい位置に調整します。

表1　物品リストの一例

清潔操作のための物品	薬品類
・マスク　・滅菌オイフ ・キャップ　・滅菌エコープローブカバー ・滅菌ガウン ・滅菌手袋	・消毒液（クロルヘキシジングルコン酸塩エタノール®消毒液1%を使用） ・局所麻酔（当院では1%リドカインを使用） ・プライミング用の生理食塩水/ヘパリン生食
患者周りの物品	挿入に必要な物品
・処置シート ・駆血帯 ・ストロー/マジックペン（マーキング用） ・滅菌フィルムドレッシング材	・PICCキット ・カテーテルフィクスチャー（必要時は縫合セット） ・滅菌シリンジ ・滅菌カップ ・滅菌ガーゼ

図3　PICCセット（オリジナル）

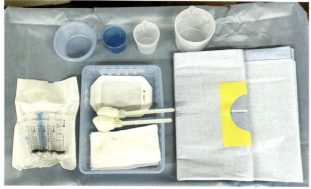

図4　PICCセット以外に準備する物品の一例

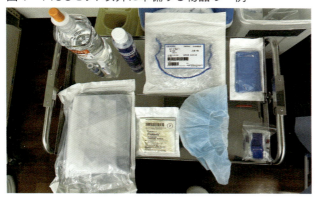

> **ミニ知識**
>
> ### PICCキットの選択
>
> - 同じ名前のPICCキットでもカテーテルとガイドワイヤーの違いがあり、筆者が勤める病院ではルーメン数（シングル・ダブル）と、長さ（45cm・60cm）の違う4種類を採用しています。
> - 医師が用途によってルーメン数を決め、左右どちらからアプローチをするかによって、PICCチームがカテーテルの長さを決めています。
> - 原則、右腕であれば45cm、左腕であれば60cmを使用していますが、穿刺場所や患者の体格により、適宜長さを選択しています。

第4章　PICCの挿入

IV 患者の体勢を整える

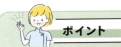

ポイント　麻痺や拘縮がある場合

- 上肢の麻痺や関節の拘縮がある場合には、この姿勢を保てないことがあります。辛くないか適宜声掛けを忘れずに行い、必要に応じて<u>タオルを手の下に入れたり</u>、<u>腕の角度を工夫する</u>とよいでしょう。
- <u>足を伸ばしていることが辛い患者</u>もいるので、屈曲させ、クッションや畳んだタオルを入れることもあります。

- 挿入時に服が汚れてしまう可能性があるので、腕がまくりやすいように必要に応じて検査着に着替えてきてもらいます。
- 透視室で行う場合には患者を透視台の上に移乗させ、体勢を整えます。病室で行う場合にはベッド上での患者の位置や布団・テーブルの位置を調整します。
- 穿刺する側の腕をできる限りめくり、腕を露出させます。必要に応じてテープでめくった服の端を止めます。
- 腕をできる限り真横に伸ばしてもらい、回外したままの姿勢を保ってもらいます（図5）。

図5　理想的なポジショニング

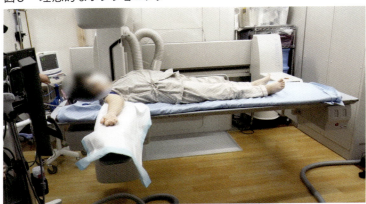

V 心電図モニターの装着

- 心電図モニターを装着します。
- ガイドワイヤーが上大静脈から右心房に入って刺激されると、期外収縮が誘発されるので、必ず心電図モニターつけるようにしましょう。
- 目線は手元に集中するため、耳でも不整脈を感知できるように、必ず脈拍同期音をONにしておきます。

VI 留置する静脈の選択・プレスキャン

- 体勢が整ったら、エコーを用いたスキャンで血管の走行や太さを確認し、穿刺する静脈・穿刺点を決めていきます（図6）。この時にエコーを置く場所やdepth（デプス）、gain（ゲイン）の

調整をしておくとよいでしょう（エコーの基本については第3章参照）。
- **処置禁止側がある場合**はそうでないほうで準備します。処置禁止側がない場合も、指摘されていないシャント造設や乳がん術後の既往、ペースメーカーの留置等がないか注意しましょう。
- 尺側皮静脈、上腕静脈、橈側皮静脈の中から穿刺血管を選定します。人によって走行やサイズが違いますが、**尺側皮静脈が安全で穿刺しやすいことが多い**です（第4章-15参照）。
- 穿刺点が決まったら**マーキング**を行います。マジックペンだと消毒時に消えてしまうので、ストローを軽く押し当てて跡をつけることで、マーキングを行っています（図7）。
- しっかり解剖を把握することで、安全な穿刺位置や角度を計画でき、合併症をできるだけ避けることができます。穿刺時間の短縮にもつながるので、時間を惜しまず、しっかりと観察しておきましょう。

図6　プレスキャンの様子

図7　ストローでのマーキング

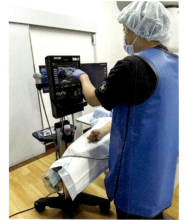
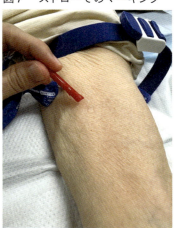

> **ミニ知識　イエローゾーン、レッドゾーン、グリーンゾーン**
>
> - 安全に穿刺できるかはとても大事ですが、PICC留置後のことを考えることも大事です。
> - 上腕を三分割して、不潔になりやすい腋窩側をイエローゾーン（yellow zone：YZ）、折れ曲がったり静脈炎が起きやすい肘側をレッドゾーン（red zone：RZ）、そういったことの起こりにくい安全な真ん中をグリーンゾーン（green zone：GZ）とする方法が提唱されています（図8）。
>
> 図8　イエローゾーン、レッドゾーン、グリーンゾーン
>
>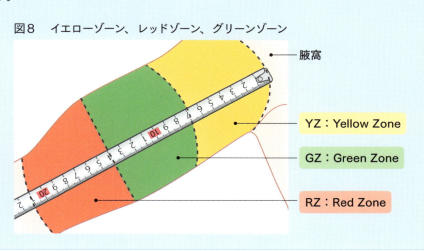

第4章　PICCの挿入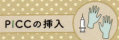

17 PICC挿入手順

✓ ひとことダイジェスト

- 挿入手順を熟知しておくことは、手技の時間を短縮でき、患者の負担も大きく軽減することができます。
- 挿入は感染を起こさないようにマキシマル・バリア・プリコーション下で行います。
- エコーガイド下に静脈を穿刺し、ガイドワイヤー越しにカテーテルを挿入します。
- 挿入後はPICCが折れないように工夫して固定します。

I 穿刺前

- 準備ができたらいよいよ挿入です。感染が起こらないようにPICCの挿入は最大無菌操作法、**マキシマル・バリア・プリコーション**（maximal sterile barrier precautions：MSBP）下で行います。

- 動画を見ながら確認すると、よりイメージがわくかと思います。

❶ マスク・キャップを付けて、手指消毒を行い、滅菌手袋を装着したら、クロルヘキシジングルコン酸塩エタノール®消毒液1%にて、穿刺側の上腕を広く消毒します（①）。

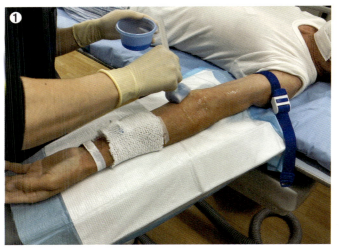

皮膚の消毒

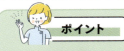

消毒の範囲

- 穿刺点のみでなく、上腕全体を広く消毒しておくことで、万が一別の血管を穿刺することになったときにすぐに仕切り直せます。クロルヘキシジングルコン酸塩エタノール®消毒液1%の場合は色がつかないので、塗り残しがないように注意しましょう。

❷ 滅菌ガウンを装着し、患者の全身に滅菌オイフを掛けます（②）。

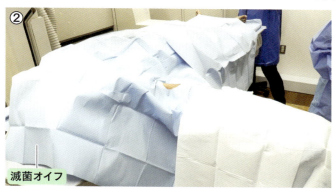
オイフをかけた様子

ポイント

ガウンとオイフ

- 消毒時は消毒液が跳ねてガウンが汚染されることがあります。筆者が勤める病院では手術時に倣って、滅菌手袋を付けて消毒した後に、ガウンを着ています。
- オイフをかけると、患者は顔まで覆われるため、声掛けを忘れず、安心して手技を受けてもらえるように心がけましょう。「こちらからは顔が見えないので、何かあれば動く前に声で教えてくださいね」と言ったりしています。

❸ イメージカバー、プローブカバーを装着します（③）。

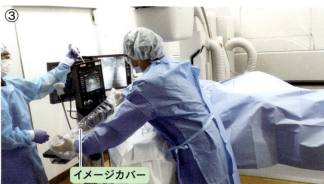

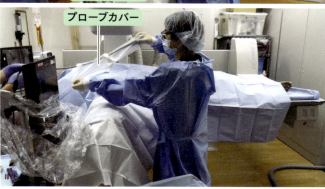
エコー用のイメージカバーとプローブカバーの装着

ポイント

プローブカバー

- エコーが無線式でない場合、ケーブル部分で不潔になりやすいので注意しましょう。
- プローブ自体は滅菌していないので、プローブに直接付けるエコーゼリーは滅菌のものの必要はありません。カバーを付けた後で使う用に温存しておきましょう。
- プローブとカバーとの間に空気が入ると、エコーが見にくくなるため、たっぷりとエコーゼリーをつけて、カバーの上から空気を指で押し出しましょう。

第4章　PICCの挿入

❹ カテーテルやガイドワイヤーの筒に生理食塩水を通します（これを**プライミング**といいます）（④）。
- プライミングをしておくことで、ガイドワイヤーとカテーテルがスムーズに滑るようになります。

Ⅱ 穿刺後

❺ 介助者に駆血をしてもらい、短軸法にて穿刺を開始します（穿刺については第3章を参考）（⑤）。
- 部屋を少し暗くすることで、画面の反射がなくなり、エコー画面が見やすくなります。

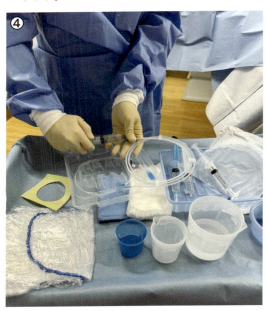

プライミング

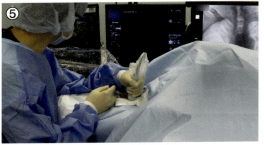

エコーガイド下穿刺

ミニ知識　局所麻酔を使用する場合

- 局所麻酔をすると、注入した麻酔液で超音波が乱反射し、皮下の構造がエコーで見えにくくなります。1回目の穿刺をスムーズに成功させることが、患者の苦痛軽減につながるので、PICCチームでは最初の穿刺の際ではなく、ダイレーターを使う際に局所麻酔しています。穿刺がスムーズであれば、末梢静脈ラインを入れる時の痛みと、それほど変わりません。
- しかし、時間がかかりそうな場合や小児等で痛みに弱い患者の場合は、穿刺前に局所麻酔することもあります（図1）。

図1　局所麻酔

❻ 無事に静脈を穿刺できたら、内針を抜いて逆血を確認します。

ポイント　逆血の確認後

● 穿刺する静脈が深いため、逆血を確認できた時点よりも少し針と外筒を進めたほうが、静脈から抜けてしまうリスクを下げることができます。静脈に当たった後に後壁も貫いてしまった場合には、貫通法を用いるとよいです（貫通法については第3章を参照）。

❼ ガイドワイヤーを少し挿入したら、駆血を解除し、更にガイドワイヤーを進めます（⑦）。
● 透視室の場合は、X線透視を使って走行を確認します。

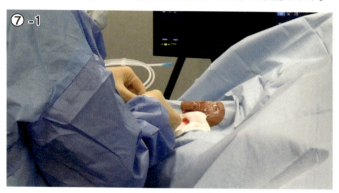

ガイドワイヤー挿入

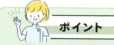

ポイント　迷入を疑う時は

● ガイドワイヤーがスムーズに進まない場合や、患者に「耳の後ろがガサガサする」「脇の下が痛い・くすぐったい」等の症状がある場合は、迷入の可能性があるので、無理に進めずに、10cm程度抜いてみてから再度進めましょう。
● 内頸静脈に迷入しやすい場合は、患者に穿刺部を見るように首を傾けてもらうと、内頸静脈が圧迫されて、迷入しにくくなります。

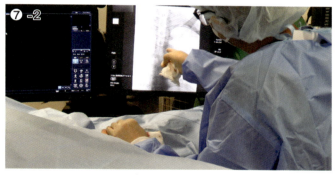

透視での位置確認

❽ 透視室の場合は、ガイドワイヤーの先端が上大静脈に入っていることを確認します。
● 病室の場合は、可能であれば頸部にエコーを当てて、鎖骨下静脈を通っているか、内頸静脈に迷入していないか確認します。

ポイント　ガイドワイヤーについて

● あらかじめどの程度ガイドワイヤーを入れると上大静脈に達するか知っておくことで、透視がない場合でも進めすぎるのを防止することができます。使うカテーテルの長さによって、キットに入っているガイドワイヤーの長さも違うことに注意しましょう。
● ガイドワイヤーを進めすぎると不整脈が誘発されることがあるので、目と耳で心電図モニターを意識しておきましょう。

❾ 刺入部皮下に1％リドカインで局所麻酔を行った後に、残っていた穿刺針の外筒を抜きます（⑨）。
- 以降、ガイドワイヤーが抜けてきていないか、出ている長さに注意しましょう。

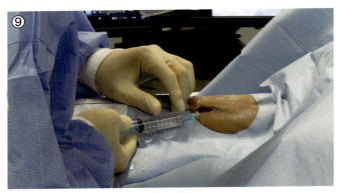

局所麻酔

ポイント
ゼリーや出血の拭き取り
- この時に皮膚のエコーゼリーや血液を拭き取っておくと、ダイレーターやカテーテルを使う際に滑ったりせずに済むのでおすすめです。

❿ ダイレーターをガイドワイヤーに通し、刺入部を拡張してから、ダイレーターのみを抜きます（⑩）。
- この際出血するのでガーゼで押さえましょう。
- またこの時、ダイレーターと一緒にガイドワイヤーが抜けてしまわないように注意します。

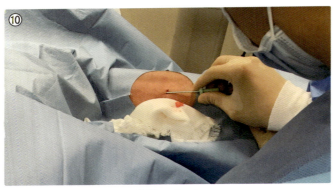

ダイレーション

ポイント
ダイレーション
- 麻酔が効いているか確認をしながら行います。
- 刺入部の皮膚（ダイレーターが向かう先）を逆の手で軽く押さえながら、穿刺時と同じ角度でダイレーターを入れていくと、通りがスムーズです。
- 皮膚が硬い際には、穿刺針の針先でほんのわずか穿刺部を広げることもあります。

 注意しよう！ 拭き取り時の注意
▶ ガイドワイヤーが乾いたり、血餅が付着したりすると、滑りが悪くなります。その際には、濡らしたガーゼで拭いて湿った状態を保つと良いですが、拭きながらガイドワイヤーを引き抜いてしまわないように注意しましょう。

⓫ PICCをガイドワイヤーに通しながら挿入します（⑪）。

- カテーテル先端を皮膚から入れる前に、必ずガイドワイヤーの端をつかんで、一緒に押し込んでしまわないようにしましょう。
- ワイヤーを一直線に伸ばして、その上を滑らせるようにしてカテーテルを入れるとスムーズです。

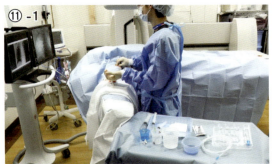

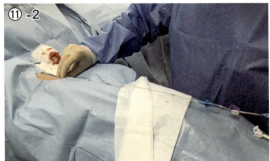

カテーテルの挿入　　　　　　　　　　入れている時のカテーテルの様子

ミニ知識　カテーテル内とワイヤー全体を濡らす

- すでに述べた通り、ガイドワイヤーが乾くとカテーテルが滑りにくくなります。濡れたガーゼで拭く他に、ワイヤーに通している途中であれば、カテーテルにシリンジを付けて軽く生食で押すことで、カテーテル内とワイヤー全体を濡らすことができます（図2）。
- ただし、カテーテルの先端が体内に入った後は、ワイヤーを押し込んでしまう危険があるので、決してやってはいけません。

図2　カテーテルに生食を通す様子

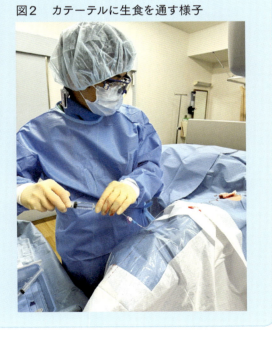

⓬ **カテーテルをさらに進めます。**
- 透視室の場合は、透視下でPICC先端が気管分岐部と同じ高さになるまで進めます。
- 左上肢から挿入している場合は、少し深めのほうが安定します。
- 病室の場合は、体格に応じて30〜35cmほどまで挿入します。

⓭ **ガイドワイヤーを抜いて、カテーテルのクレンメをロックします。**

注意しよう！ クレンメのロック
- ガイドワイヤーを抜去した後にクレンメを開放したままにしておくと、空気の引き込みや、血液の逆流を起こす可能性があります。空気の引き込みは空気塞栓を、血液の逆流はカテーテルの閉塞を引き起こす可能性があります。
- ワイヤーを抜去した後は、速やかにクレンメをロックすることを心がけましょう。

⓮ **シリンジで陰圧をかけて、逆血がスムーズなことを確認します（⓮）。**

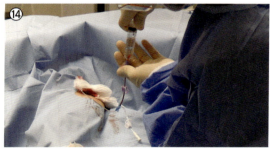
逆血の確認

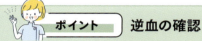
ポイント 逆血の確認
- PICCを留置する利点の1つとして、採血が行えることが挙げられます。この時点で逆血が確認できなければ、採血は行えません。可能な限り逆血のくる位置にカテーテルの先端を調整しましょう。

⓯ **逆血を確認して、カテーテル内の気泡の除去（エアー抜きと言います）を行った後で、パルシングフラッシュを行って洗い流し、陽圧ロックを行います（パルシングフラッシュ、陽圧ロックについては、第2章-08参照）。**

注意しよう！ エアー抜き
- カテーテルの中だけでなく、シリンジ内の気泡を押し込んでしまうと、空気塞栓の危険があります。エアー抜きした後はシリンジを立てて、空気が入らないようにしましょう。

⑯ カテーテル先端の確認のために、医師のオーダー・指示の下、X線写真を撮影してもらい、位置の確認ができたら、挿入長の記録を残します。

> **ポイント　カテーテル先端の確認**
> - 病室で挿入している場合には少し深めに入れておくと、写真確認後に少し引き抜くことで、位置を素早く調整することができます。逆に浅かった場合は、ガイドワイヤーを入れ直してからカテーテルを進める必要があります。
> - 位置調整を行った場合には、新しい位置で逆血やフラッシュの時の抵抗を確認します。

⑰ 位置が適切であれば固定します（⑰）。
- 当院ではカテーテルフィクスチャを装着し、滅菌フィルムドレッシング材で固定しています。

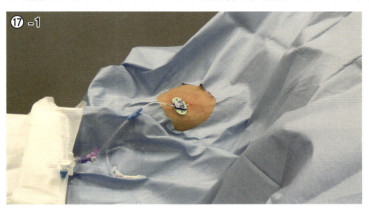
⑰-1　カテーテルフィクスチャの装着

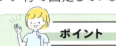
> **ポイント　固定**
> - PICCを長く使用するためには、挿入だけでなく、固定方法も重要です。折れ癖が付かないように、患者さんの活動制限にならないように固定方法を工夫します（固定方法については第2章-05参照）。

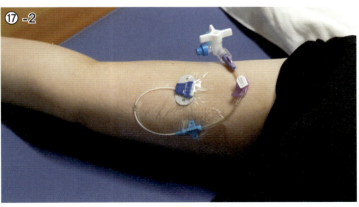
⑰-2　滅菌フィルムドレッシング材での固定

⑱ 片付けと挿入の記録を行い、適宜依頼医・指導医に報告します。

COLUMN

コラム | 特定行為とは

　特定行為は、診療の補助であり、看護師が手順書により行う場合には、実践的な理解力、思考力および判断力ならびに高度かつ専門的な知識および技能が特に必要とされる**38行為**です。

　看護師は、医師・歯科医師の指示で、特定行為に相当する診療の補助行為を行うことができます。また特定行為を行うには**手順書**が必要とされており、その内容は「医師が看護師に診療の補助を行わせるために、その指示として作成する文書、または電磁的記録」となります。手順書例集が厚生労働省のホームページ上で公開されているので参考にしましょう（表）。

表　特定行為および特定行為区分

特定行為区分の名称	特定行為
①呼吸器 （気道確保に係るもの）関連	（1）経口用気管チューブ又は経鼻用気管チューブの位置の調整
②呼吸器 （人工呼吸療法に係るもの）関連	（2）侵襲的陽圧換気の設定の変更
	（3）非侵襲的陽圧換気の設定の変更
	（4）人工呼吸管理がなされている者に対する鎮静薬の投与量の調整
	（5）人工呼吸器からの離脱
③呼吸器 （長期呼吸療法に係るもの）関連	（6）気管カニューレの交換
④循環器関連	（7）一時的ペースメーカの操作及び管理
	（8）一時的ペースメーカリードの抜去
	（9）経皮的心肺補助装置の操作及び管理
	（10）大動脈内バルーンパンピングからの離脱を行うときの補助の頻度の調整
⑤心嚢ドレーン管理関連	（11）心嚢ドレーンの抜去
⑥胸腔ドレーン管理関連	（12）低圧胸腔内持続吸引器の吸引圧の設定及びその変更
	（13）胸腔ドレーンの抜去
⑦腹腔ドレーン管理関連	（14）腹腔ドレーンの抜去（腹腔内に留置された穿刺針の抜針を含む。）
⑧ろう孔管理関連	（15）胃ろうカテーテル若しくは腸ろうカテーテル又は胃ろうボタンの交換
	（16）膀胱ろうカテーテルの交換
⑨栄養に係るカテーテル管理 （中心静脈カテーテル管理）関連	（17）中心静脈カテーテルの抜去
⑩栄養に係るカテーテル管理 （末梢留置型中心静脈注射用カテーテル管理）関連	（18）末梢留置型中心静脈注射用カテーテルの挿入

表（つづき）

⑪創傷管理関連	（19）褥瘡又は慢性創傷の治療における血流のない壊死組織の除去
	（20）創傷に対する陰圧閉鎖療法
⑫創部ドレーン管理関連	（21）創部ドレーンの抜去
⑬動脈血液ガス分析関連	（22）直接動脈穿刺法による採血
	（23）橈骨動脈ラインの確保
⑭透析管理関連	（24）急性血液浄化療法における血液透析器又は血液透析濾過器の操作及び管理
⑮栄養及び水分管理に係る薬剤投与関連	（25）持続点滴中の高カロリー輸液の投与量の調整
	（26）脱水症状に対する輸液による補正
⑯感染に係る薬剤投与関連	（27）感染徴候がある者に対する薬剤の臨時の投与
⑰血糖コントロールに係る薬剤投与関連	（28）インスリンの投与量の調整
⑱術後疼痛管理関連	（29）硬膜外カテーテルによる鎮痛剤の投与及び投与量の調整
⑲循環動態に係る薬剤投与関連	（30）持続点滴中のカテコラミンの投与量の調整
	（31）持続点滴中のナトリウム、カリウム又はクロールの投与量の調整
	（32）持続点滴中の降圧剤の投与量の調整
	（33）持続点滴中の糖質輸液又は電解質輸液の投与量の調整
	（34）持続点滴中の利尿剤の投与量の調整
⑳精神及び神経症状に係る薬剤投与関連	（35）抗けいれん剤の臨時の投与
	（36）抗精神病薬の臨時の投与
	（37）抗不安薬の臨時の投与
㉑皮膚損傷に係る薬剤投与関連	（38）抗癌剤その他の薬剤が血管外に漏出したときのステロイド薬の局所注射及び投与量の調整

(厚生労働省：特定行為区分とは. https：//www.mhlw.go.jp/stf/seisakunitsuite/bunya/0000077098.html（2024年9月閲覧)

　PICC挿入も特定行為の1行為なので、医師の指示が必要となります。筆者が勤める病院では情報システム部と連携して、医師がカルテ上でテンプレート「PICC挿入依頼書兼指示書」を入力することで、PICCチームへの依頼と指示が同時にカルテ登録されるようになっています（図3）。その内容は少しずつアップデートされていて、指示書の内容に、ルーメン数や左右の指定があれば記載をしてもらうこととしています。

　また行為の終了後には、速やかに医師へ報告することが義務付けられていますが、担当医の中には外来中や手術中等で、電話に出られない場合が非常に多いです。お互いにとって非常に非効率的なため、PICCチームでは留置が終わった直後に、カルテ上に挿入記録と手順書を電子記録として残し、その記録に対して医師に確認・カウンターサインを残してもらうようにしています。もちろんあくまでも指示の範囲で留置した場合なので、想定外のことや相談事がある場合には、迷わず依頼医・指導医に電話連絡するようにしています。

図3　PICC挿入依頼書兼指示書テンプレート

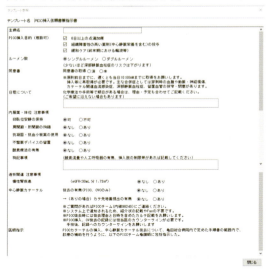

コラム　患者にとって最善の方法を検討する

- PICCチームは医師からの指示の下で挿入を行っていますが、1件ごとに患者のカルテレビューを行い、PICCの適応について、チーム内でも吟味するようにしています。患者の病状は刻一刻と変化するもので、中心静脈栄養予定だった患者が食事が摂れるようになる等、依頼をされた際から変化することもあります。またダブルルーメンの留置依頼をされたが静脈の径が細すぎる等、指示通りに挿入することが患者にとって不利益になると考えられることもあります。そういった際には、依頼した医師に連絡を取り、患者にとって最善の方法を一緒に検討します。
- 患者の療養状況をよく知っている看護師だからこその専門性があると思います。単に技術を行使するだけでなく、いかに培った知識や技術を患者に還元できるかが、特定行為の醍醐味の1つだと筆者は感じています。

参考文献

1) 徳嶺譲芳(監)，金井理一郎(編)，一般社団法人医療安全全国共同行動(協力)：必ずうまくいく! PICC—末梢挿入型中心静脈カテーテルの挿入テクニックから管理まで．羊土社，2017．
2) Dawson RB: PICC Zone Insertion MethodTM (ZIMTM): a systematic approach to determine the ideal insertion site for piccs in the upper arm. J Assoc Vasc Access 16: 156-165, 2011.
3) Suzuki T: PICC insertion and management: procedure tips and insights from a specialized team [EPOS]. 2024 European Congress of Radiology, Vienna, Austria, 2024.

第5章

教えてPICCチーム

18 指導医からのアドバイス Q&A

- Q1 PICCチームについて
- Q2 PICCの適応について
- Q3 穿刺時の血管径について
- Q4 PICCが奥まで進まない
- Q5 感染を避けるには
- Q6 PICC留置後のトラブル・腕の腫脹
- Q7 PICCの抜去時のトラブル
- Q8 被ばくの軽減

第5章 教えてPICCチーム

18 指導医からのアドバイス Q&A

> ✅ **ひとことダイジェスト**
>
> PICCの挿入・管理で問題となるものの中には、明確な答えがないものもあります。指導医や依頼医と相談しながら、解決策を考えていきましょう。

- この章では他の章で触れることのできなかった内容や、今までPICCチームを指導してきて検討してきた問題や課題について、少しずつ触れていきたいと思います。一部は明確な指針がなく、エビデンスに基づいた意見というよりも、経験的な話になってしまいますが、PICC挿入をこれから始める人や管理する人にとって、少しでも参考になれば幸いです。

Q1 PICCチームについて

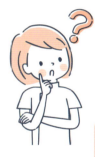

Q. 質問
PICCチームについて簡単に教えてください。

A. 答え
PICCチームは特定行為看護師を中心に結成された、PICCの挿入・管理の専門家チームです。

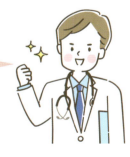

- PICCチームは筆者が勤める病院におけるPICCの挿入・管理の専門家チームで、2020年11月から活動を開始しました（その設立の背景や流れは第6章参照）。指導医や管理してくれている師長を除けば、全員が特定行為研修を修了した看護師で、院内のPICCの挿入・管理を担ってくれています。もともとは月20〜30件ほどしかなかった依頼も、現在は大幅に増えており、年間1,000例を超えるPICC挿入依頼をこなしています。
- 筆者自身は放射線科医として、PICCチーム設立前の特定行為研修が始まった時から、指導に関わってきました。最初は筆者自身の手技も拙く、また依頼件数も少なかったので、経験をどう活かすかに苦慮していたのを思い出します。

●具体的には1例挿入したら、その手技内容について手技者・介助者・外回り含めて議論しながら、フィードバックを念入りに行いました。またそこで学んだ内容について、当日いなかったメンバーにも共有してもらい、1の経験値を2にも3にも増やせるように工夫をしていました。依頼件数が増えた今も、このフィードバック等の形式は、新規メンバーへの屋根瓦式指導という形で残っています。

Q2 PICCの適応について

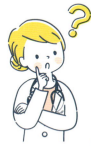

Q．質問
不整脈デバイス留置中の患者や、乳がん術後の患者、透析中でシャントがある患者へのPICC挿入依頼はどうしたらよいですか？

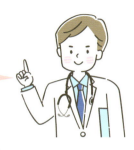

A．答え
できる限り反対側で留置するようにしましょう。それができない時は主治医にメリット・デメリットを考えて、適応を決めてもらいましょう。

●点滴が必要な患者の背景はさまざまです。1つひとつ考えていきましょう。

1．不整脈デバイス留置中の患者

●デバイスといってもさまざまな装置がありますが、静脈内にリードがあるタイプのデバイスがある場合は、逆側から留置したほうがよいでしょう。リード＋PICCで血流がさらに遅くなり、深部静脈血栓（DVT）が起きやすくなるだけでなく、感染を引き起こしてしまうリスクがあります。また逆側から留置する場合でも、除細動機能が付いているデバイスの場合は、X線透視で不具合を起こす場合があるので、臨床工学技士（medical engineer：ME）に相談しましょう。

2．乳がん術後の患者

●乳がん術後と一括りで言っても、手術の内容やリンパ節郭清の程度に差があります。ただPICCを留置してDVTが起こり、それをきっかけに感染やリンパ浮腫を起こしてしまった場合に、患者への影響ははかり知れません。術後側には留置しないようにしましょう。

3．透析のための動静脈シャントがある患者

●シャント側の腕に関しては、静脈の圧が上がっており、穿刺したりすると大出血します。またPICCを留置してDVTが起きるとシャントが使えなくなってしまうので、禁忌です。

- では逆側の腕はどうでしょう。シャントが詰まってしまった場合には、逆側の腕にシャントを作る可能性が出てきます。その血管を痛めてしまう可能性を考えると、逆側にも安易に留置できません。これは腎機能が低く、今後透析になりそうな患者にも同じことが言えます。
- 筆者が勤める病院はそういった腎機能が下がった患者や透析中の患者は、あらかじめ腎臓内科にコンサルトしてもらい、PICCの可否や代替手段について相談してもらうようにしています。
- 前述はあくまでも推奨で、実際には複数の条件が重なることもあります。主治医が患者にとってのメリット・デメリットを考えて、PICCの適応を考える必要があると考えています。

Q3 穿刺時の血管径について

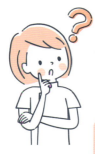

Q.質問
血管径はどのくらいを目安に狙えばいいですか？

A.答え
3Frなら3mm以上の、4.5Frなら4.5mm以上の静脈に留置すると良いです。少なくともカテーテル径が静脈径の45％以下になるようにしましょう。

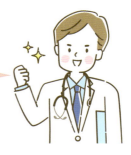

1. 理想の血管径

- 静脈の中に太いカテーテルが入っていると、血液の流れが悪くなり、血栓の原因となります。カテーテルが静脈に占める割合（catheter-to-vein ratio）と血栓の起こりやすさについて、さまざまな研究がなされていますが、結論は出ていません。
- 目安の1つは「**カテーテルが静脈径の3分の1（33％）以下**」になるようにするというものです。1Fr（フレンチと読みます）が0.33mmなので、**3Frのカテーテルなら3mm以上の、4.5Frのカテーテルなら4.5mm以上**の静脈を選べば大丈夫です（覚えやすいですね）。

2. 十分な血管径がない場合

- ただご高齢の患者やPICCを繰り返し入れているような患者、状態の悪い患者ではこの基準を満たす静脈がない場合があります。
- ある研究[1]ではカテーテル径が静脈径の45％を超えると、担がん患者における静脈血栓の確率が2倍以上となったという報告があります。がんでない患者では有意差は出なかったそうですが、理論的には静脈に対するカテーテルの割合は低いほうがよいはずです。

- 45%以下で再計算すると、**3Frのカテーテルなら2.3mm以上**の、**4.5Frのカテーテルなら3.4mm以上**の静脈であれば、条件を満たすことができます。

3. PICCチームでは

- PICCチームではできるだけ太くて安全な静脈を狙って留置しますが、最低でもこの基準は満たすようにしています。それでも穿刺できる静脈がない場合は、できるだけ細い径のPICCへの変更を、主治医側に提案しています。あまり細い静脈を選びすぎると、穿刺が成功しても、カテーテルが進まないことがあります。

Q4 PICCが奥まで進まない

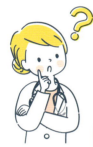

Q. 質問
穿刺はうまくいったのですが、カテーテルが進みません。

A. 答え
さまざまな理由でカテーテルが進まなくなることがあります。いろいろな可能性を考えて対応できるように学んでおきましょう。

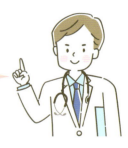

1. 進まない理由と対処法

- 実際の症例を交えながら、対応を見ていきましょう。
  ①まずはX線透視やエコーでガイドワイヤーとカテーテルの走行を確認してみましょう。もし迷入しているようであれば、それを修正します。
  ②静脈には逆流防止のための弁があり、そういった構造の部分で跳ね返って進まないことがあります。ガイドワイヤーは先端をクルクル回していると通過できますが、カテーテルが引っかかることがあります。少し戻してから再度進めてみましょう。
  ③もし迷入していないのに鎖骨の根本あたりで進まない場合は、鎖骨と第一肋骨で静脈が潰れる部分に引っかかっている可能性があります（図1）。**肩をすくめる動き**をしてもらうと隙間が開き、通れることがあります。

図1　鎖骨下静脈の走行
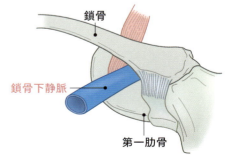

- ガイドワイヤーの先端が上大静脈まで到達し、迷入していないように見えても、途中で細い構造に入っていることがあります（図2）。腋窩付近までガイドワイヤーとカテーテルを十分戻して、再度静脈を選択し直すと、別のルートに入れてスムーズに進むことがあります。
- 何度も留置しているような患者だと、深部静脈血栓やフィブリンシース等で閉塞していることがあります（図3・4）。通過できることもありますが、留置することで腕の浮腫が出現・増悪することがあり、反対側に変えたほうが無難です。

図2　X線透視：細い血管への迷入

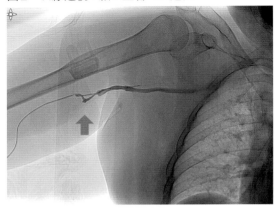

（矢印のほうが正解のルート）

図3　X線透視：閉塞した右鎖骨下静脈

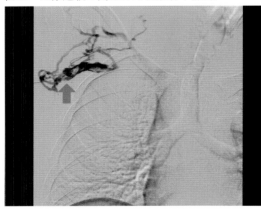

図4　CT像：右鎖骨下静脈の血栓

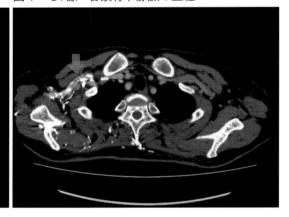

- 他に皮下組織が厚い患者だと抵抗が強く、カテーテルが進まないことがあります。ダイレーションを再度加えても改善しない場合は、ガイドワイヤーとカテーテルを一直線にピンと伸ばし、ワイヤーをゆっくり引き抜きながらカテーテルを小刻みに進めることで、少しずつ進めることがあります。

2．どうしても奥まで進まない場合

- PICCの留置目的が長期点滴のための静脈ライン確保であれば、主治医と相談して、鎖骨下静脈への留置で終えることもあります。その場合は、PICCから中心静脈栄養（TPN）を投与することができません。
- 造影剤を注入するとカテーテルや先端の静脈の状況がわかりますが、カテーテル検査・治療に慣れた医師に依頼する必要があり、PICCチームではどうしてもの時の最終手段としています。

Q5 感染を避けるには

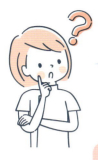

Q.質問
カテーテル関連血流感染症（CRBSI）が発生してしまうのですが、どうしたらいいですか？

A.答え
CRBSIは完全には防げません。とは言っても、挿入・管理を適切に行い、少しでも防げるようにすることが大切です。

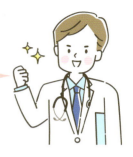

1. CRBSIの予防：挿入時

- カテーテル関連血流感染症（CRBSI）は重要な合併症で、入院期間や治療期間が延びるだけでなく、時には命にかかわるため、できるだけ防ぐことが大切です。
- まず挿入時のことから考えていきましょう（詳細な手順は第4章参照）。
- <u>挿入中のマキシマル・バリア・プリコーション</u>はもちろん、手技を始める前にしっかりと手指衛生を行う、皮膚の消毒を十分に隙間なく行う、といったことが大事です。また固定時には周囲に血餅などが残らないようにキレイにしましょう。手技を通して、清潔・不潔の境界が曖昧になってしまわないように、注意しましょう。

2. CRBSIの予防：挿入後

- 次に**管理**のことを考えていきましょう（詳細は第2章参照）。
- ドレッシング材を定期的に交換・刺入部を消毒して清潔に保ちましょう。また感染徴候に気づけるように刺入部が見えやすいようにして、回診時に定期的に確認しましょう。またPICCを点滴や採血等で使う前に、しっかり手指衛生を行ったり、酒精綿で消毒したりすることを忘れないようにしましょう。
- ただ、適切な管理をしていても、身体の中に異物であるカテーテルを留置している以上、完全に感染を防ぐことはできません。患者の全身状況や背景疾患によっても変わってきますが、留置している間は一定確率で起きることが知られています。ですので、PICCを留置しておく必要がなくなったら、できるだけ早く抜去することが大切です。

Q6 PICC留置後のトラブル・腕の腫脹

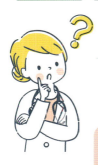

Q.質問
PICCを入れた側の腕がむくんできました。

A.答え
PICCに関連したDVTの可能性があるので、エコーで血栓がないか確認してみましょう。

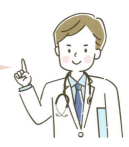

1. 頻度が高いのはDVT

- 相談された場合に真っ先に心配になるのは、**深部静脈血栓症（DVT）**です。PICCは長いカテーテルを細い静脈に留置するので、DVTの発生率が高いことが知られています。悪性腫瘍の有無や患者の重症度、留置する血管径等が影響することが知られていますが、このうちPICCを挿入する側で対策できるのは、適切な径の静脈に留置することです。

2. DVTを疑ったら

- 挿入した側の腕がむくんで浮腫になっているようであれば、まずはエコーで見える範囲に**血栓**がないか観察してみましょう。静脈内に血栓があると、プローブで圧迫したときに潰れなくなります。穿刺部から腋窩の範囲で、血栓がないか確認してみましょう。造影CTがあれば、さらに中枢側の鎖骨下静脈や上大静脈も含めて、血栓がないか確認することができます。
- ただ検査をオーダーするのも最終的に診断をするのも医師になるので、怪しければ迷わず、担当**医師に報告**しましょう。DVTの診断になれば、PICCの抜去や抗凝固薬の使用を検討することになります。

3. その他の理由

- その他、元々浮腫がある患者だと、側臥位でいた場合に下にしていた側の上肢がむくんで、左右差が出ることがあります。挿入する前は血管の様子もそうですが、腕の状態も観察しておきましょう。
- 浮腫が続くと穿刺部からの染み出しが多くて不潔になりやすかったり、蜂窩織炎など感染の原因になったりするため、**感染徴候**がないかにも気をつけましょう。

Q7 PICCの抜去時のトラブル

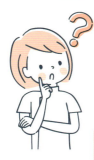

Q. 質問
PICCを抜去しようとしたのですが、抵抗があります。どうしたらいいですか？

A. 答え
穿刺部を押さえながらゆっくり引いてくることで、通常は安全に抜去することができます。

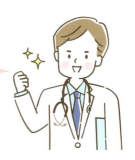

1. PICCの抜去

- PICCはドレッシング剤を剥がし、穿刺部を押さえながらカテーテルを引いてくることで安全に抜去することができます（縫合してある場合は先に糸を切りましょう）。
- 抜いた後は刺入部の圧迫止血を行います。止血が終わったら、PICCが途中でちぎれたりしていないか、目盛りを目安に確認しましょう。

2. PICCがスムーズに抜けない時は

- ときどきPICCを抜いてくる時に軽い抵抗があることがあり、これは留置していたカテーテルに血栓やフィブリンシースが付いているためと考えています。そういった場合も、刺入部をしっかりと押さえて引いてくることで、問題なく抜けることがほとんどです。
- もし抵抗が強い場合や患者に痛みがある場合など、心配な時は迷わず医師に報告しましょう。X線写真などを撮ることで、カテーテルが何かに絡んだりしていないか状況を確認することができます。
- それでもやはり明らかな問題がない場合は、刺入部をしっかりと押さえ、カテーテルを短めに持ちながらゆっくりと引いていきます。痛みが強い場合は、医師に相談して、刺入部の局所麻酔を検討してもらいましょう。
- カテーテルが切れてしまうことがあるので、皮膚の切開はしないようにしましょう（図5・6）。

図5　X線透視：皮膚の切開で切れてしまったPICC　図6　緊急カテーテルで回収されたPICC

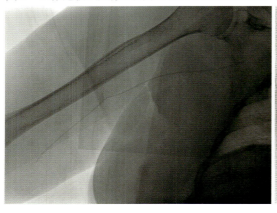
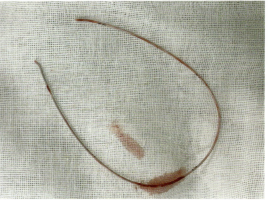

Q8　被ばくの軽減

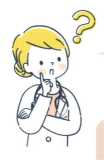

Q. 質問

透視室を使う際の被ばくが心配なのですが、どうしたらよいですか？

A. 答え

放射線防護の基本は「時間・距離・遮蔽(しゃへい)」です。透視時間を短くし、放射線防護具を適切につけましょう。

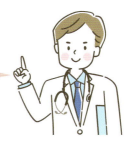

1. X線による被ばく

- エックス（X）線は人間の身体を通過するため、体内の様子を見る（透視する）ことができます。
- X線透視を用いれば、ガイドワイヤーやカテーテルの位置をリアルタイムに見ることができるので、より安全にPICC挿入を行うことができますが、その際に気になるのが被ばくです。どうしたら被ばく量を抑えられるでしょうか。

2. 被ばくを低減するには

- 放射線防護で大切なのは、<u>「時間・距離・遮蔽」</u>の3つです。
- 「時間」は放射線が当たる時間を短くすることです。手元に集中している時など、透視が必要ない時には、透視を切っておきましょう。特定行為看護師が行う際には、放射線技師か医師が透視を出しているはずなので、意思疎通を取りながら、透視時間を短くしましょう。
- 「距離」は放射線を出す装置からの距離です。離れるほど被ばく量が下がるので、必要がな

ければ装置から離れましょう。透視下に手を入れたり、透視を出している最中にしゃがんだりすると、被ばくが増える原因になります（最近の装置は下からX線を出すためです）。

● 「遮蔽」は間に何かを挟むことです。透視室の外に出れば安全ですが、中にいる人は防護用のベストやゴーグル、ネックガードを付けましょう。遮蔽板があれば有効活用しましょう。

3. 被ばく量の測定

● また被ばく量を測るため、透視室では線量計を常に付けるようにしましょう。PICC挿入だけで、放射線防護を心がけていれば、身体に影響が出るほどの被ばく量にはなりません。

● 日本IVR学会ホームページに「従事者防護の要点」のポスターがあるので参考にしてみてください。

📖 参考文献

1) Sharp R, Carr P, Childs J, et al: Catheter to vein ratio and risk of peripherally inserted central catheter (PICC)-associated thrombosis according to diagnostic group: a retrospective cohort study. BMJ Open 11 (7): e045895.

2) Nifong TP, McDevitt TJ: The effect of catheter to vein ratio on blood flow rates in a simulated model of peripherally inserted central venous catheters. Chest 140 (1): 48–53, 2011.

3) Chopra V, Anand S, Hickner A, et al: Risk of venous thromboembolism associated with peripherally inserted central catheters: a systematic review and meta-analysis. Lancet 382 (9889): 311–325, 2013.

4) Maki DG, Kluger DM, Crnich CJ: The risk of bloodstream infection in adults with different intravascular devices: a systematic review of 200 published prospective studies. Mayo Clin Proc 81 (9): 1159–1171, 2006.

5) Suzuki T: PICC insertion and management: procedure tips and insights from a specialized team [EPOS]. 2024 European Congress of Radiology, Vienna, Austria, 2024.

第6章

PICCチームを
つくるためには
：具体的な活動内容

19 PICCチームの立ち上げ方・
活動内容・工夫

20 PICCチームが行う院内教育

21 外来・在宅でのPICC管理指導

22 資料編：情報共有ツールの紹介

第6章　PICCチームをつくるためには：具体的な活動内容

19 PICCチームの立ち上げ方・活動内容・工夫

> ✅ **ひとことダイジェスト**
>
> まずは、自施設の困りごと、患者が困っていること、患者へ不利益が生じていることから課題を明らかにして、課題解決に向けて、管理者を含めてPICCチームの活動を計画をすることが大切です。

- 血管内留置カテーテル由来感染の予防のためのCDCガイドライン2011[1]では、カテーテル血流感染や静脈炎予防のため、PICCが推奨されています。これらを解決するための提案が、PICCチームの設立と運営です。チームで取り組むことにより、特定行為研修修了者の専門性を活かし、患者のQOLも向上することができます。
- 筆者は勤める病院（以下、当院）でこれまで師長として特定行為研修管理者として、特定行為研修やPICCチームの立ち上げや運営に関わってきました。まずPICCチームでの活動をするに当たって、必要な計画と実践についてSTEPごとに説明します。
- やや管理者向けの話で難しいですが、実際に活動するメンバーもどのように病院という組織の中で認めてもらうのか、考えることは大切です。

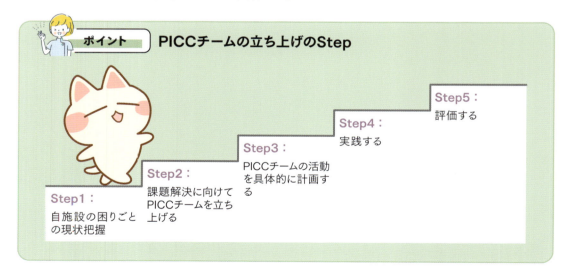

ポイント　PICCチームの立ち上げのStep

Step1：自施設の困りごとの現状把握
Step2：課題解決に向けてPICCチームを立ち上げる
Step3：PICCチームの活動を具体的に計画する
Step4：実践する
Step5：評価する

I Step1：自施設の困りごとを明らかにする

1. 現状把握を行う

- 自施設の困りごと、患者が困っていること、患者へ不利益が生じていることを明らかにしましょう。まずは、患者の視点から現状を調査して、整理すると課題が見えてきます（表1）。
- 現状把握のために、指標を設定し、モニタリングを行い、以下のデータを集めて、分析するとよいでしょう。
  - 中心静脈カテーテル挿入件数
  - 中心静脈カテーテル使用目的別件数
  - 患者の困りごと調査（長期点滴加療中、中心静脈カテーテル挿入中の患者アンケート）
  - 看護師の困りごと調査（PICC挿入介助の時間帯、末梢静脈ライン挿入困難件数、入れ替え回数、時間）
  - PICC挿入依頼〜挿入までの時間、待機時間、挿入時間
  - PICC挿入場所、PICC挿入者、介助者は誰が、どこで、どのくらいの頻度で行っているか
  - PICC挿入件数
  - 医師の困りごと調査（治療の遅れなど）
  - 中心静脈カテーテル挿入期間
  - 中心静脈カテーテル由来の感染率、インシデント件数

表1　自施設の困りごとの現状把握

患者の困りごと	医師の困りごと	看護師の困りごと
・何回も刺されると痛い ・3〜4日ごとの点滴の刺し直しが怖い ・首回りの点滴（中心静脈カテーテル）の部分が不快、シャワーをしたり、自由に動けない	・PICCを挿入して治療を早期に開始したいが、PICC挿入と場所と時間制約のため、タイムリーな挿入が困難	・末梢静脈カテーテルの挿入や採血の困難事例における穿刺がつらい ・長期点滴加療中の定期的な末梢静脈ライン交換に時間がかかる ・突然、病棟での慣れないPICC挿入の介助に戸惑う

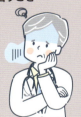
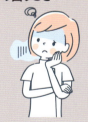

2. 課題を抽出する

- 現状の調査から、目指す患者の姿、あるべき姿は何でしょうか？　「頻回な穿刺による痛みや恐怖、中心静脈カテーテルによる活動制限を感じることなく、入院生活を送れ、予定通りに点滴加療を受けられ退院できる」ですね。
- そこを目指すために、「頻回な穿刺による苦痛や恐怖を回避でき、長期点滴加療のために、感染予防の観点から推奨しているPICC挿入を検討します」と、**私たちが解決すべき課題**が明確となります。

> **ポイント**　根拠を探す
>
> - 現状が整理できたら、PICCに関連したガイドラインや論文から、課題解決に向けての根拠を明らかにしましょう。

Ⅱ　Step2：課題解決に向けてPICCチームを立ち上げる

1. 取り組み内容を検討する：目標とビジョンを決める

- 課題が明らかになったあとは、特定行為研修修了者は、この課題にどのように解決できるかを考えます。特定行為研修者が、どのようなビジョンを持ち、この課題を解決しようとしているのか？　そして、**どのような目標**で、**どのような成果**を目指して活動するのかなどを話し合って決めます。これに、PICCチームを立ち上げる動機、意義となり、病院に向けて提案する上で重要な柱になります（表2）。

表2　特定行為研修修了者のビジョンと活動目的

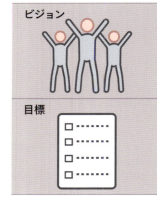

ビジョン	● PICC挿入の特定行為だけではなく、どのような質の高い看護を実践するか ・ケアとキュアを融合した高度な実践 ・チーム医療のキーパーソン
目標	● 安心・安全で質の高い看護を効果的・効率的に提供すること ・安心・安全でタイムリーなPICC挿入と管理を実践すること ・患者の苦痛を最小限にし、患者のQOL向上につなげること

2. 体制整備を検討する：チームメンバーとその役割を決める

- PICCチーム立ち上げにまず必要なことは、構成メンバー選びと具体的な活動計画です。まずは、構成メンバーを決定します。指導医と管理者選びがとても大事です。

ポイント　指導医を探す

- PICC挿入に熟達していて、指導が上手な指導医の存在が大事です。当院は、もともと放射線科医師がPICC挿入依頼を受けて挿入しており、更に特定行為研修のPICCの指導もしていただいていた放射線科の医師に指導医をお願いしました。施設によって異なりますが、麻酔科医師、循環器医師、集中治療科医師など中心静脈ライン挿入に精通して、特定行為を理解している医師が適任です。PICCチーム立ち上げの最初の半年間、PICCチームメンバーのスキルが向上するまでの間、PICCチーム活動日に指導医として指導してくれる医師が望ましいです。

ポイント　管理者を探す

- 各関係部署の調整役として、管理者が必要です。PICCチームメンバーは各病棟に所属していますので、看護部への活動日の交渉やPICCチームの活動全般に関われる特定行為を理解している人を管理者とすることがよいでしょう。特定行為研修を修了した管理者も適任です。

- PICCチームを運営するにあたり、特定行為研修修了者が数名必要です。当院は6名からスタートしています。ある程度の人数がいることで、チームとして活動日を確保することができ、タイムリーに挿入することが可能になります。
- PICCチームメンバーの役割を表3に示しました。

表3　PICCチームメンバーの役割

統括責任者（放射線科部長）	・PICCチームの責任者、統括
PICCチーム長（放射線科医師）	・指導医、相談役、困難症例のサポート、医師への周知、特定行為研修生への指導など。
管理者（看護副部長）	・他部門との調整、交渉 ・内部・外部への広報活動（学会、講演会、執筆など）、PICCチームメンバーのキャリア支援（学会発表、執筆、ラダーへのサポートなど）、メンバーの相談、インシデントの振り返り、再発予防、特定行為研修者の実習調整など。
チームリーダー（特定行為看護師）	・活動日の担当者の決定・調整、チームの運営、PICCチーム会議の企画、司会。定期的にテンプレートなどの見直し ・メンバーの相談、PICCチームに関する問題解決 ・特定行為研修者、研修医への指導、ハンズオンセミナー講師など。
チームメンバー	・PICC挿入、外回り、介助、患者ラウンド、コンサルテーション対応、特定行為研修者、研修医への指導、エコー下静脈ライン挿入指導 ・勉強会開催。ハンズオンセミナーファシリテーターなど。

Ⅲ Step3：PICCチームの活動を具体的に計画する

1. 活動計画を立てる

- 構成メンバーと役割が決まったら、次に活動内容を決めます（表4）。
- 挿入関連だけではなく、**管理**、**教育**も活動内容に組み込みます。看護師教育も重要な活動内容です。次に、業務を効率化する上で**記録のテンプレート化**、**データ管理**などシステム関連を整備します。

2. 院長・看護部長に交渉する

- これらが決まり、院内での貢献、患者への貢献を含めて、院長、看護部長へ交渉します（表5）。最初は、トライアルの承認をもらいましょう。できることから始めて、PICCチームの活動日を週1回で計画します。まずは、始めることが第一歩です。

3. 院内に周知する

- PICCチームの立ち上げが決まったら、次は院内への周知を行います（表6）。症例報告など活動状況を院内で発表していきましょう。

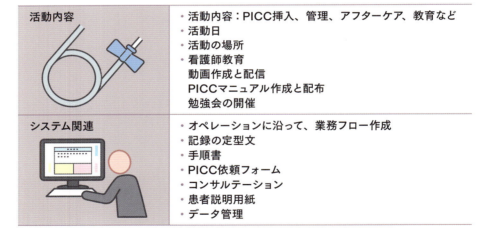

表4　活動計画

活動内容	・活動内容：PICC挿入、管理、アフターケア、教育など ・活動日 ・活動の場所 ・看護師教育 　動画作成と配信 　PICCマニュアル作成と配布 　勉強会の開催
システム関連	・オペレーションに沿って、業務フロー作成 ・記録の定型文 ・手順書 ・PICC依頼フォーム ・コンサルテーション ・患者説明用紙 ・データ管理

表5　PICCチーム立ち上げ予定の管理者がPICCチームの立ち上げにあたっての組織を巻き込む方略

いつ（When）	誰と（Who）	何を（What）	どのように（How）
院内の看護師が、特定行為研修を受講する段階で	院長、看護部長、所属長、特定行為管理責任者、指導医、特定行為研修生	研修修了後の活動、PICCチームの発足について	話し合いの場を設定する。課題と患者のニーズ、特定行為研修修了者がどのように活動できるか、活動計画、貢献内容を提示する

表6　院内周知

- 職員全体向けメール
- 院内報
- 活動報告
- ポスター

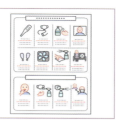

ポイント　組織を巻き込むためには、誰が適任か

- PICCチームの発足の際には、組織を巻き込むことが重要です。
  - 看護部、診療科、放射線技師、画像センターなどの関連部署との調整役には、管理者が適任です。特定行為のことを理解していて、コミュニケーションや調整が得意な人に交渉役をお願いしましょう。
  - 看護部長、所属長へPICCチームの企画、活動、貢献内容を説明し、特定行為研修修了者の活動日を調整してもらいましょう。

Ⅳ　Step4：実践する

1. 活動日の設定と内容を決めて実施する

- まずは、PICCチームの活動日を週1回として、午前中にPICC挿入を行い、午後はPICC管理のため病棟ラウンドを行います（図1）。

図1　PICCチームメンバーのある1週間の働き方

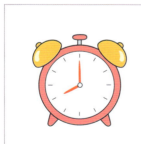

月	火	水	木	金	土	日
PICC活動日	病棟勤務	病棟勤務	病棟勤務	病棟勤務	休み	休み

ポイント　活動日拡大の交渉

- 活動が順調に進み、挿入件数が増えてきた段階で、活動日の月2回〜3回への拡大を交渉していきましょう。その際に、挿入件数とメンバーの業務量などデータを揃えて、今後の見通しを提示しましょう。

2. PICCチームの業務フローを決めて実施する

- 各業務のフローを決めます（表7）。
- 横軸は、業務フローの各段階として「依頼」「調整」「挿入・介助」「管理」を示し、縦軸は、PICCチームの業務の「標準化」、そして、PICC依頼から管理までのタイムリーなケア提供のための「効率化」する内容を示しています。
- PICCチームの活動により、ワンストップでスムーズなオペレーションとしています。

表7　PICCチームの業務フロー

業務	依頼	調整	挿入・介助	管理
標準化	担当医 →PICC依頼入力	PICCチーム →日程調整、準備	PICCチーム →挿入、介助、外まわり	病棟看護師 →管理 PICCチーム →病棟ラウンド
効率化	・依頼をテンプレート化 ・当日・事前予約可	・依頼一覧の自動化 ・事前に日程調整	・挿入、記録、コスト ・医師の連絡体制	・コンサルテーション ・教育システム

3. PICCチームによる実践

- PICCチームの実践は、特定行為研修修了者によるPICC挿入とPICC挿入後のPICC管理（患者ラウンドによるアフターケア・トラブル対応）の2本柱で構成します（図2）。

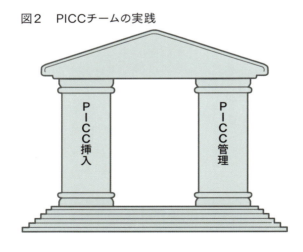

図2　PICCチームの実践

4. PICCチームの役割

● 活動日に、3〜4名で**表8**の役割を担います。

表8　PICCチームの役割分担

PICC挿入者　1名	介助者　1名	外周り　1名	指導医　1名
・PICC挿入	・PICC挿入の介助 ・物品準備、片付け	・患者の入室時間管理 ・病棟への連絡 ・書類確認	・相談役 ・トラブル対応

> **ポイント　病棟ラウンド**
> ● 病棟ラウンドでは、PICCの挿入部位、固定、開存状況を観察し、違和感や苦痛などを確認します。PICC挿入後のアフターケアとトラブル対応については、患者だけではなく、病棟看護師にもヒアリングし、PICC管理の改善のための助言も行います。

5. 情報共有とデータ管理

● 情報共有として、ビジネスチャットツール（Microsoft Teams）などを活用するとよいでしょう。また、PICC依頼テンプレート、挿入記録テンプレート、回診記録テンプレートなどを作成して、記録の効率化と依頼情報、挿入情報のデータ管理をするとよいでしょう。22「資料編：情報共有ツールの紹介」でテンプレートを示しましたので参照してください。

6. コンサルテーションシステム

● 活動日のPICCチームへの電話での問い合わせの他に、常時メールでのコンサルテーションを受け付けるとよいでしょう。PICC管理での困りごとの依頼や相談以外にも、病棟でのPICC管理の勉強会の依頼も受け付けることで、PICC管理の看護の質の向上に役立てることができます。

Ⅴ　Step5：評価する

● PICCチームの取り組みの成果を蓄積し、今後の改善につなげるために行います（**表9**）。
　・PICCチームでの実績を積み上げ、成果の指標を出し、今後の改善につなげることで、PICCチームメンバーのモチベーションも維持でき、チームが持続できます。

表9　成果指標の例

□ PICCチーム導入前後のPICC挿入件数	□ 患者満足度	□ 再挿入率
□ インシデント件数	□ 職員満足度など	□ コンサルテーション件数
□ 依頼診療科率	□ 感染率	□ 病棟ラウンド件数

コラム｜PICCチームメンバーのモチベーションアップ

- PICCチームメンバーのモチベーションには、挿入件数やスキルの向上、患者満足度や医療者からの信頼などが影響します。
- PICCチームメンバーであることを誇りとし、活動し続けられるように、当院では、特定行為看護師バッジや、スクラブを作成し、着用しています。

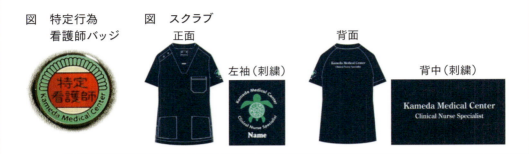

図　特定行為看護師バッジ

図　スクラブ　正面／左袖（刺繍）／背面／背中（刺繍）

コラム｜亀田総合病院のPICCチームの成果

　PICCチームの発足以前は、2015～2019年の年間平均50件だった挿入件数は、2020年の発足後から増え始め、2021年には年間で589件と10倍以上になり、2023年には1000件を超えました。現在PICCチームは、院内のほとんどの診療科より依頼を受けています。

　穿刺回数の削減や適切なカテーテル選択、アフターケアにより、患者から「針で刺される回数が随分減って楽になった」「PICCチームに見に来てもらえると安心するね。またお願いするわ」などの声がきかれています。

　PICCチームによる穿刺に伴うインシデントは発足以来2件のみで、熟練したスキルを持つPICCチームの看護師が挿入することで安全が維持されています。

- 看護業務効率化先進事例収集・周知事業 看護業務の効率化先進事例アワード2022【優秀賞】（タスク・シフト/シェア、多職種連携部門）受賞

「特定行為研修を修了した看護師を中心とするPICCチームによるタスク・シフト～安心・安全でタイムリーな留置を目指した業務改善の取り組み～」（医療法人鉄蕉会　亀田総合病院）

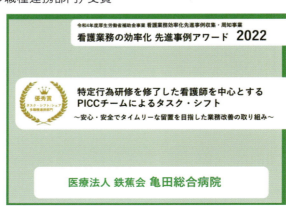

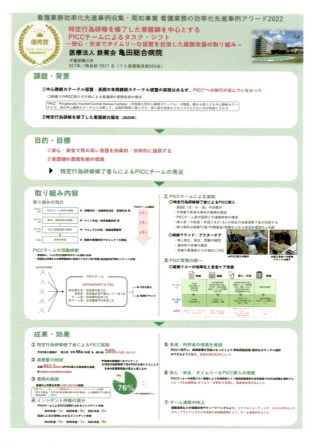

- PICCチームの実践、研究発表
  1) 飯塚裕美（企画）、FT：八代大輔、佐久間進悟（FT）：PICC、エコー下静脈ラインハンズオンセミナー．第19回日本クリティカルケア看護学会学術集会，2023．
  2) 髙神慎太郎：特定行為研修修了者を中心としたPICCチームの活動の医療者評価．第19回日本クリティカルケア看護学会学術集会，2023．
  3) 八代大輔：PICCチームによるPICC挿入後抜去率とその関連要因の検討．第20回日本クリティカルケア看護学会学術集会，2024．
  4) 渡邊泰章：化学療法センター看護師へのエコーガイド下による静脈路確保研修の評価．第20回日本クリティカルケア看護学会学術集会，2024．
  5) 金城一也：特定行為看護師主導のPICC挿入における血液腫瘍内科と他診療科の比較．第20回日本クリティカルケア看護学会学術集会，2024．

■ 参考文献

1) 矢野邦夫（監訳）：Centers for Disease Control and Prevention：血管内留置カテーテル由来感染の予防のためのCDCガイドライン2011．https://www.info-cdcwatch.jp/views/pdf/CDC_guideline2011.pdf（2024年4月14日閲覧）
2) 亀田総合病院：特定行為研修を修了した看護師を中心とするPICCチームによるタスク・シフト―安心・安全でタイムリーな留置を目指した業務改善の取り組み．令和4年度厚生労働省補助金事業，看護業務効率化先進事例収集・周知事業，看護業務の効率化先進事例アワード2022．https://kango-award.jp/nurse-cms/wp-content/uploads/2023/03/3.pdf（2024年6月27日閲覧）
3) 飯塚裕美：特定行為研修を修了した看護師を中心とするPICCチームによるタスク・シフト―安心・安全でタイムリーな留置を目指した業務改善の取り組み．看護 75（8）：30-36，2023．

第6章　PICCチームをつくるためには：具体的な活動内容

20 PICCチームが行う院内教育

✓ ひとことダイジェスト

PICCは、挿入した後の管理がとても重要です。しかし、PICCが普及していない頃は、PICCがどのようなものであるか、どのように管理するか、経験していないことなので、知らない看護師も多いです。感染を予防し、長期留置するために、病棟看護師への教育を行うことは、PICCチームの重要な役割です。

- PICCを普及させるためには、挿入技術だけでなく、閉塞したり、感染したりしないように管理することがとても大事です。そして管理していくにあたって欠かせないのが、病棟看護師をはじめとした院内全体との協力です。PICCチームがどのように院内への教育を行い、関係性を築いてきたかについて具体的に述べていきます。
- 院内への教育でPICC管理について、病棟看護師が習得できるように、以下のような方法で繰り返し説明と実践を行います。
  - 全体への周知、勉強会（マニュアル、動画）
  - 病棟看護師への勉強会（講義、演習）
  - リンクナース、教育担当者への指導
  - コンサルテーション、病棟ラウンドでの指導

I　PICCが普及するにあたり病棟看護師が抱く不安

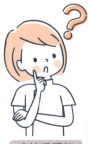
病棟看護師：PICCとは何でしょうか？　どのように管理していけばいいのでしょうか？

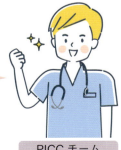
PICCチーム：PICCが普及していなかったため、病棟看護師がPICCとは何か？　どのように管理していけばよいのか？　などの疑問や不安が生じるのは当然です。私たちが丁寧に教えます！

- 病棟看護師の多くが、PICC管理についていくつかの不安をいだきます。
- PICC管理で大切なことは、閉塞予防と感染予防です。
  - ①閉塞予防には、正しくパルシングフラッシュと陽圧ロックを行うことです。
  - ②感染予防には、正しく包交を行うことです。

Ⅱ　PICC管理について病棟看護師への教育

1.　病棟看護師への勉強会（講義、演習）

- PICCとは何か、どのように管理したらよいか、病棟看護師向けの勉強会を開催します。
- 事前に、病棟看護師向けにアンケートを行い、その内容をもとに勉強会の内容を計画します。講義だけではなく、PICCの実物を見せて触ってもらい、ロックの仕方も演習できる内容がよいでしょう。勉強会の終了時にもアンケートを行い、講義での理解度や質問を聞き、フィードバックしましょう。
- 病棟内で周知、指導してくれる立場のリンクナース会や教育担当者会などの機会を勉強会として活用するとよいでしょう。

2.　病棟看護師へPICC管理マニュアルの配布

- 病棟看護師からの相談は、PICCの消毒・包交やPICCのロック方法、PICCからの採血方法などのPICCの管理方法や病棟でのトラブルシューティングについてが多いです。筆者の勤める病院では、それらの相談内容を簡潔にまとめた「PICC管理マニュアル」（表1）を作成し、各病棟へ配布しています（図1）。PICCチームへコンサルテーションもできますが、まずは、PICCマニュアルを見て、病棟看護師が自分たちで対応できるような内容にしましょう。

表1　PICC管理マニュアル目次と本書の参照の章

PICC管理マニュアル目次	参照ページ
PICCの適応	第1章
PICC挿入の依頼方法	第6章
PICC挿入前の準備	第4章
PICCの消毒・包交・固定方法	第2章
PICCのロックの仕方：パルシングフラッシュ・陽圧ロック	第2章
採血方法	第2章
観察項目	第2章
トラブルシューティング	第2章
よくある質問Q&A	第2章、第5章
コンサルテーション：PICCチームメンバー（名前、所属、連絡先）	第6章

図1　PICCマニュアルの例

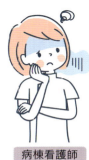

3. 病棟看護師へPICC管理のマニュアル動画の提供

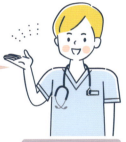

病棟看護師：PICC管理マニュアルを見たのですが、文字だけではわからないのですが

PICCチーム：そうですね。パルシングフラッシュは、実際の動画を見ないとイメージつきませんね。では、こちらのPICC管理の動画を見てください。

● 病棟看護師からの要望もあり、視覚的にプロセスを理解できるように、PICCの消毒・包交・ロックの仕方・固定方法についての動画を作成し、病棟看護師へ公開しています。院内のPCでいつでも動画を試聴することが可能です（図2）。

図2　PICC管理の動画

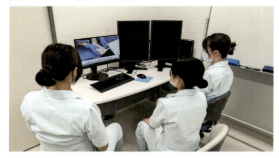

4. PICCチームの病棟ラウンドでのアドバイス

● PICCチームの活動日に、PICCを挿入した患者のアフターケアとしてラウンドを行っています（図3）。その際に、病棟看護師に困っていることを聞いたり、固定方法などのアドバイスを行います。

図3　病棟ラウンド

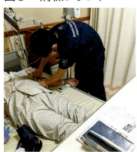
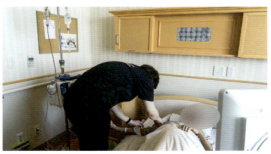

5. 病棟看護師へのコンサルテーション

● PICCチームは病棟看護師から、メールや電話でのコンサルテーション（図4）を受けています。困ったことなど相談を受け、コンサルテーション内容に応じて、電話でアドバイスをしたり、実際に病棟へ行き患者をみることもあります。

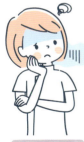

病棟看護師：患者さんが腕をよく曲げるので、点滴が落ちなくなります。適切な位置での固定をしたいのですが、一緒に行ってもらえませんか？

PICCチーム：PICCが折れ曲がると点滴が落ちなくなるので、腕の可動域を見て、一緒に適切な位置に固定しましょう。適切な固定位置を看護記録に残して共有しましょう。

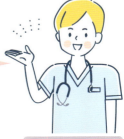

図4　コンサルテーション

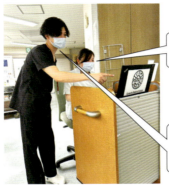

看護師：PICCのカテ先はレントゲン上、どこになりますか？

PICCチーム：ここの位置になります。中心静脈に位置しているので、TPN（中心静脈栄養）の投与は可能です。

Ⅲ 特定行為研修者や研修医への教育

1. ハンズオンセミナーの開催

- 毎年1〜2回、特定行為研修者や研修医に向けて、PICCのハンズオンセミナーを開催しています。PICCチームメンバーがファシリテーターとなり、エコーの使い方や、シミュレーターでの演習を行います（図5）。

図5　ハンズオンセミナー

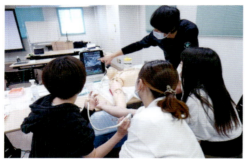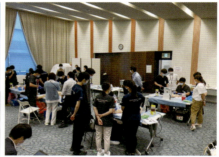

2. 実習指導

- 特定行為研修者は、事前にPICCチーム長による講義、演習、OSCEを実施しています。また、ハンズオンセミナーでもPICCチームメンバーが指導しますが、その後、PICCチームメンバーの活動日に、実習を行います。PICCチームメンバーが、実習指導を行います。

Ⅳ 特定行為研修修了者への教育

1. 技術チェックリストを用いての評価、自立度判定

- 特定行為研修を修了したからといって、すぐにPICC挿入ができるわけではありません。PICCチームの先輩によるマンツーマンの指導が必要となります。今までの経験から、1人あたり30件の挿入件数を超えたあたりから、スキルが身に付き、PICC挿入の自信がついてきます。当院では、特定行為研修修了者に対して、技術チェックリストを用いて、技術の習熟度を評価しています。技術チェックリスト（表2）で評価が〇となった時点で会議で自立度の判定がされます。

表2　技術チェックリスト

PICCチーム技術評価表

名前

内容	○できる	評価者
❶準備		
PICC挿入に必要な物品を揃えることができる		
必要物品を清潔に留意しながら準備することができる		
患者の準備を行うことができる （モニター装着、同意書・チェックリストの確認・体位の保持）		
必要書類を確認してタイムアウトが行える		
❷介助		
挿入介助の手順を口頭で言うことができる		
清潔に留意して滅菌ガウンの介助ができる		
エコーにプローブカバーを装着できる		
PICCキットの準備ができる		
穿刺部位の消毒をして、覆布をかぶせることができる		
手技者の状況を理解して介助を行うことができる		
物品のあと片付けができる		
記録をすることができる（挿入記録、ケアバンドル、指示項目設定）		
❸挿入		
エコーを見ながら上腕二頭筋、動静脈、神経を同定することができる		
エコーを操作して血管を追うことができる		
血管径を測定し、挿入が可能かどうかを判断できる		
実際に穿刺し、エコー下で針先を確認することができる		
針先を追って血管内に留置することができる		
迷入に注意しながらガイドワイヤーを通すことができる		
正しい位置にカテーテルを留置することができる		
動作を患者に説明しながら挿入を進めることができる		
【病棟で行う場合】		
PICCメジャーを用いて留置する長さを決定できる		
胸部レントゲンでカテ先の確認ができ、必要時留置位置を変更できる		
胸部レントゲン（P）のオーダーができる		
❹マネジメント（❶〜❸まですべてクリアできている and 経験半年以上）		
依頼票を確認し、PICCのオーダーができる		
放射線技師、画像センター看護師と相談し、挿入場所の確保、調整ができる		
手技の進み具合を確認しながら、次患者の準備ができる		
トラブル時に相談をすることができる		

V 病棟看護師へエコーガイド下での末梢静脈ライン挿入の教育

● PICC管理以外に、末梢静脈確保が困難な患者が多い病棟の看護師へ向けてエコーガイド下での末梢静脈ライン挿入の研修を実施しています。PICCチームが穿刺までの流れを説明・実演し、その後当該病棟のスタッフに実施してもらいます。最終的にPICCチームが評価します。

ポイント 横断的活動

● PICC挿入以外にも、末梢静脈ライン挿入が困難な症例に対し、病棟から依頼があれば、PICCチームメンバーがエコーガイド下での末梢静脈ライン挿入をすることもあります。

注意しよう！ 安全に実施するためには

▶ エコーガイド下での末梢静脈ライン挿入は、動脈・静脈だけでなく神経など見分けることができず、重篤な事故を引き起こす可能性があるので十分な教育を受けてから実施しましょう（第3章参照）。

memo

第6章 PICCチームをつくるためには：具体的な活動内容

21 外来・在宅での PICC管理指導

✓ ひとことダイジェスト

外来でPICC挿入を行い、在宅で管理することで、家庭での生活や社会復帰を可能にできます。これは、患者さんと家族のQOL（クオリティオブライフ、生活の質）への向上につながります。基本的には安静などの制限はなく、日常の生活を行うことが可能です。

- PICCを挿入しながらも家庭、学校、職場で生活できることをめざしていますが、週1回程度の外来受診があります。また、治療内容によっては患者さんに毎日受診し点滴治療をしていただく場合もあります。
- 以下にPICCを挿入しながら、家庭や学校、職場で生活が行えるように、生活上の注意する点について、本人と家族に指導内容を解説します。

I 日常生活について

1. 生活編

- PICCカテーテルを挿入している腕では重い荷物を持たないようにしましょう。手で持つ分には大丈夫ですが、腕にかけたりはしないようにしてください。バッグではなくリュックサックなどがいいでしょう。
- シャワーを浴びることは可能ですが、点滴が入っている部位が濡れないように、穿刺部付近をサランラップなどで巻き両端をテープなどでしっかり覆いましょう（図）。点滴の管が濡れた場合、水分をしっかりと拭き取りましょう。

図　腕にサランラップを巻く

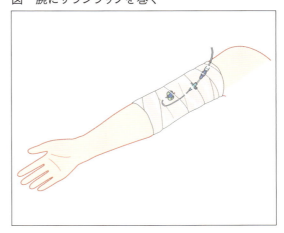

2. 運動編

- 軽いスポーツ（ウォーキング、サイクリングなど）は可能ですが、激しいスポーツ（野球、サッカー、テニスなど）はカテーテル位置がずれたり、カテーテルが断裂する可能性もあるため控えましょう。

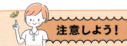

> ▶PICCカテーテルは細く長いので、上肢の一定の運動による曲がり癖（キンク）などが生じることがあります。そのため、必ず毎日PICCカテーテルの観察を行うように指導します。

3. 異常時

- 以下のような症状が出た時には、すぐに病院へ連絡をするように説明します。
  - 38℃以上の高熱が見られた場合
  - カテーテル挿入部や挿入部周囲の痛み、腫れ、発赤、熱感（火照り）がある場合
  - カテーテルが挿入してある腕の腫れ（腕の太さに左右差が見られる）がある場合
  - 滅菌フィルムドレッシング剤の中に水分が溜まっている（薬液が漏れている）場合
  - カテーテルの無縫合固定器具は刺入部から約1cmの黒い点のところで固定していますが、その位置がずれている（カテーテルが抜けている）場合

ポイント　緊急連絡先の確認

- 緊急連絡先を下記のように記載しておくと、いざという時に焦らずに対応できます。
- 緊急時の連絡先（病院の番号）を伝えておきましょう（表）。

表　緊急連絡先の例

担当医	●●●●先生
診療科	●●●●科
電話番号（日中）	●●●-●●●-●●●●
電話番号（夜間）	●●●-●●●-●●●●

第6章 PICCチームをつくるためには：具体的な活動内容

22 資料編：情報共有ツールの紹介

✓ **ひとことダイジェスト**

19-Ⅳ-5「情報共有とデータ管理」で言及した情報共有ツールを紹介します。

❶ PICC挿入手順書（図1）
- 医師の指示の下、この手順書により指示された病状の範囲内であることを確認します。

❷ 末梢挿入型中心静脈栄養カテーテル（PICC）挿入マニュアル（図2）
- PICCチームでの挿入手順をマニュアル化しています（動画も作成しています）。

❸ PICC挿入依頼テンプレート（図3）
- PICCチームが安全にPICCを挿入するために必要な事項を、医師が漏れなく簡潔に入力できるように挿入依頼のテンプレートを作成しています。

❹ PICC挿入依頼管理データ（図4）
- 医師が依頼したテンプレートが自動に集約されて管理できるデータベースを作成して、依頼内容を一元化できるようにしています。

❺ 挿入記録テンプレート（図5）
- 活動日に約10件/日を挿入しているため、記録が簡潔にできるように挿入記録のテンプレートを作成し入力しています。

❻ PICC回診記録テンプレート（図6）
- PICCチームが病棟ラウンドした際に、病棟看護師との情報共有のためテンプレートを作成し入力しています。

❼ PICC挿入患者説明用紙（図7）
- 「PICC挿入説明書」を用いて、PICCの必要性と手技の内容、合併症、抜去の時期について、主治医より患者、家族に説明を行います。

❽ PICC挿入実績データ管理（図8）
- データ管理ツールを活用して、PICCチームの実績を管理します。

図1　PICC挿入手順書

特定行為実践手順書：栄養に係るカテーテル管理
（末梢留置型中心静脈注射用カテーテル管理）関連
手順書：末梢留置型中心静脈注射用カテーテルの挿入

【当該手順書に係る特定行為の対象となる患者】
1．6日以上の点滴、組織障害性の高い薬剤（抗癌剤、中心静脈栄養等）が計画される場合
2．終末期において採血や補液が計画される場合

【看護師に診療の補助を行わせる患者の病状の範囲】
□ PICC挿入依頼書兼指示書入力時から意識状態の変化なし
□ 依頼書兼指示書入力時からバイタルサインの変化なし
□ 依頼書兼指示書入力時から抗凝固・抗血小板薬の変更なし
□ エコーにて安全に穿刺できる静脈が確認できる
□ 仰臥位安静の保持ができる

病状の範囲外

不安定
緊急性あり

担当医師
のPHSへ
直接連絡

病状の範囲内　　　　安定緊急性なし

【診療の補助の内容】
1．末梢留置型中心静脈注射用カテーテルの挿入
2．挿入補助・カテーテル位置確認のためのX線医師の代行オーダー

【特定行為を行うときに確認すべき事項】
□ PICC挿入依頼書兼指示書の再確認（注意事項・特記事項の確認）
□ 意識状態の変化
□ バイタルサインの変化
□ カテーテル先端の位置
＊下記項目が1項目でもあれば、チーム長もしくは担当医に連絡
□ 持続的な出血、増大する血腫
□ 持続する不整脈 （入室前からのものは除く）
□ 挿入困難

担当医師
のPHSへ
直接連絡

【医療の安全を確保するために医師・歯科医師との連絡が必要となった場合の連絡体制】
放射線科医師（PICCチーム長）と担当医師

【特定行為を行った後の医師・歯科医師に対する報告の方法】
1．担当医師の携帯電話、PHS等に直接連絡（必要時）
2．診療記録への記載

【病状の範囲】（補足）

図2　末梢挿入型中心静脈栄養カテーテル（PICC）挿入マニュアル

目的　長期点滴加療、組織侵襲性の高い製剤の使用のため、腕の末梢静脈から挿入し、中心静脈（上大静脈）に留置する。

必要物品
- PICCキット（穴あきオイフ、ダイレーター、ガイドワイヤー、PICCカテーテル、穿刺針）、消毒液、生理食塩水、ヘパリン生食、局所麻酔
- PICCセット（オイフ、穴あきオイフ、滅菌ガーゼ、20mLシリンジ、23G針付きシリンジ、10mLシリンジロック付き、滅菌フィルムドレッシング材、スワブ、カップ大小、消毒用カップ）
- マスク、キャップ、滅菌ガウン、滅菌手袋、エコーゼリー、滅菌エコープローブカバー、カテーテルフィクスチャ（必要時は縫合セット）、処置シート、駆血帯、ストロー/マジックペン、エコー、心電図モニター

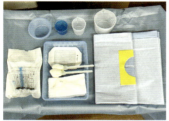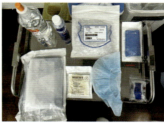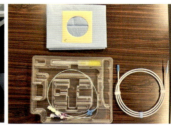

手順	その他の注意点
① 患者の状態が手順書の病状の範囲内であるか確認する。	▶意識状態の変化がないこと、バイタルサインの変化がないこと、出血傾向がないことなどを確認する。
② 患者に説明して、患者の体勢を整え、心電図モニターを装着する。	▶不整脈を感知できるように、脈拍同期音をONにしておく。
③ エコーを用いたプレスキャンで血管の走行や太さを確認し、穿刺する静脈・穿刺点を決めて、ストローでマーキングする。	▶尺側皮静脈が安全で穿刺しやすいことが多い。 ▶ドップラーを用いたり、エコーで押してみたりして、確実に静脈であるかを確認する。 ▶なるべく浅く、動脈と被らない部位を探すことで誤穿刺リスクを減らすことができる。
④ タイムアウトを施行する。	
⑤ 手指消毒を行い、滅菌手袋を装着する。	
⑥ 消毒薬を用いて、穿刺側の上腕を広く消毒する。	▶感染のリスクを低下させるため、清潔には十分に注意を払う。
⑦ 滅菌ガウンを装着し、患者の全身に滅菌オイフをかける。	
⑧ イメージカバー、滅菌エコープローブカバーを装着する。清潔を保ちながら物品を使いやすい位置に配置する。	▶ケーブル部分が不潔になりやすいので注意する。プローブとエコーの間に空気が入ると見えにくくなるので、ゼリーはたっぷり使い、カバーの上から間の空気を指で押し出す。
⑨ ダイレーター、カテーテル、ガイドワイヤーの外筒を整理食塩水でプライミングする。	▶あらかじめ物品を使いやすく配置することで手技をスムーズに進められる。
⑩ エコーで再度穿刺する部位、血管を選定する。	
⑪ 介助者に駆血をしてもらい、短軸法にて穿刺を開始する。	▶部屋を少し暗くするとエコー画面の反射がなく、見やすい。

図2（つづき）

⑫ 静脈を穿刺できたら、内針を抜いて逆血を確認する。	▶エコー下では針先を見失いやすいので、エコー画面から目を逸らさないようにする。針先が確認できたら、プローブをほんのわずかだけ進める。
⑬ ガイドワイヤーを少し挿入したら、駆血を解除し、更にガイドワイヤーを進める。	
⑭ 透視室の場合、ガイドワイヤーの先端が上大静脈に入っていることを確認する。	▶内頸静脈への迷入、心房への挿入に注意する。心房へ進めすぎると、期外収縮が散発するため、心電図モニターの確認も重要である。
⑮ 局所麻酔を行った後に、残っていた穿刺針の外筒を抜く。	▶ダイレーター挿入時は疼痛を伴うので、声かけも行い、疼痛の確認をする。
⑯ ダイレーターをガイドワイヤーに通し、刺入部を拡張してから、ダイレーターのみを抜去する。	▶ガイドワイヤーが抜けないようにしっかり押さえ、出ている長さを確認する。 ▶この際、出血するのでガーゼで押さえる。
⑰ カテーテルをガイドワイヤーに通しながら挿入する。	▶カテーテル先端を皮膚から入れる前に必ずガイドワイヤーの端をつかんで、一緒に押し込まないようにする。 ▶滑りが悪いため、生理食塩水で濡らした滅菌ガーゼでガイドワイヤーを濡らし、ワイヤーを一直線に伸ばしてその上を滑らせるようにしてカテーテルを入れるとスムーズに挿入できる。
⑱ カテーテルをさらに進め、透視下で先端が気管分岐部と同じ高さになるまで進める。	
⑲ ガイドワイヤーを抜いて、カテーテルのクレンメをロックする。	▶ガイドワイヤーを不潔にしないように、元あった筒の中に格納しながら抜去する。
⑳ シリンジで陰圧をかけて、逆血がスムーズなことを確認する。	▶エアー抜きの際は、シリンジを立てて空気が入らないようにする。
㉑ 逆血を確認して、カテーテル内の気泡の除去を行った後で、パルシングフラッシュを行って洗い流し、陽圧ロックを行う。	
㉒ カテーテルの位置の確認のため、医師のオーダー・指示の下、X線写真を撮影してもらい、位置の確認ができたら、挿入長を記録する。	▶病棟で挿入する場合は少し深めに挿入し、写真確認後に少し引き抜くことで素早く位置調整できる。
㉓ カテーテルフィクスチャを装着する。	▶ナートする際は、強く結ぶとカテーテルが閉塞する可能性があるため、適度な力で結ぶ。 ▶皮膚トラブルを起こさせないためにも、カテーテルを止める前に2，3回結んでおくとよい。
㉔ 周りに付着した血液を落としたら、滅菌フィルムドレッシング材で固定する。	▶滅菌フィルムドレッシング材は肘関節にかからず、腕の可動域を妨げない位置に調節して固定する。
㉕ オイフを剝がし、患者へ手技が終了したことを伝える。	
㉖ 使用した針の本数を確認し、針捨てボトルへ廃棄する。	
㉗ 挿入記録を行い、適宜依頼医・指導医に報告する。	

図3　PICC挿入依頼テンプレート

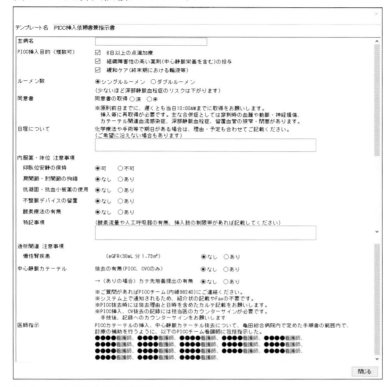

図4　PICC挿入依頼管理データ

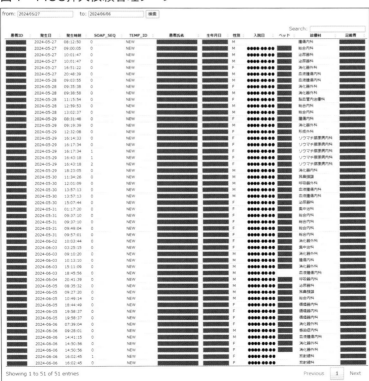

図5 挿入記録テンプレート

a：PICCチーム挿入記録テンプレート

テンプレート参照 ×

テンプレート名　PICCチーム挿入記録

挿入日	2024-03-15	
①	挿入部位：☐みぎ ☑ひだり	
②	挿入血管：☑尺側皮静脈 ☐上腕静脈 ☐橈側皮静脈 ☐その他 →	
③	挿入カテーテル：4.5Fr ダブル45cm	
④	挿入長：45　cm	
⑤	局所麻酔用 1%リドカイン 1 ml使用	
⑥	消毒方法：☐イソジン ☑ヘキザックAL	
⑦	感染防護具：☑滅菌ガウン ☑滅菌手袋 ☑キャップ ☑サージカルマスク ☑全身を覆うドレープ	
⑧	手指衛生の実施：☑実施 ☐未実施	
⑨	挿入場所：☑画像センター ☐病室 ☐処置室 ☐多目的室	

☐みぎ ☑ひだり　上肢のエコー操作にて同側の ☑尺側皮静脈 ☐上腕静脈 ☐橈側皮静脈　を同定し手技を開始

エコー下にて血管留置針で同血管を穿刺後、ガイドワイヤーを上大静脈まで進めた
局所麻酔をしてダイレーター挿入後にPICC本体を挿入
先端が ☑気管分岐部レベルとなる位置 □ 　　　　　　　　　　　　を確認し、
皮膚に ☑カテーテルフィクスチャーで固定 ☐縫合固定　した

明かな合併症を認めず、手技は終了した
手技が終了したことを担当医へ報告した

※　特記事項　☐あり ☑なし

内容：

施行者 ●●●● ∨

介助者 ▲▲▲▲ ∨ ■■■■

指導者 ☑○○○○ 医師 ☐その他→

病棟への連絡事項：

・以下の管理方法に注意してください
　定期的に挿入の長さを確認し抜けてきていないか観察お願いします
　ドレッシング交換時は刺入部に注意しながらゆっくり剥がしてください
　固定箇所はループを描いて留め固定してください
　カテーテルフィクスチャ部位の発赤・かゆみ・びらん形成していないか観察してください
　カテーテルフィクスチャー、青い羽根の部分をドレッシング材で覆うように固定してください
・薬剤投与後や採血実施後のフラッシュは、パルシングフラッシュ法で閉塞予防してください
・管理方法で困ったことや相談したいことがあればPICCチームへ連絡してください（PHS：●●●●●●）

・その他

閉じる

図5（つづき）

b：PICC挿入記録

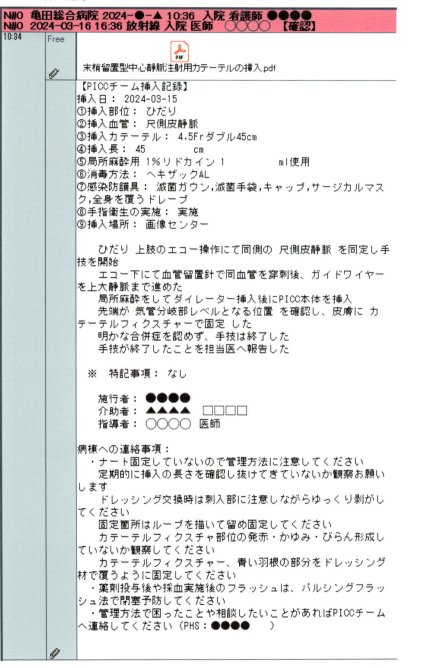

図6 PICC回診記録テンプレート

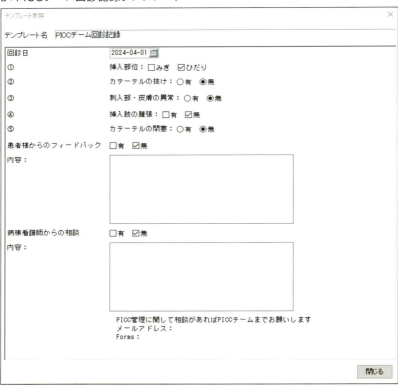

図7　PICC挿入患者説明用紙

2023.08作成
放射線科・PICCチーム

PICC（末梢留置型中心静脈注射用カテーテル）挿入説明書

○ PICCとは

PICC（peripherally inserted central venous catheters，末梢留置型中心静脈注射用カテーテル）は、上腕の静脈から留置する細いカテーテルです。先端をより中心の太い静脈に留置するため、==血管刺激の強い薬剤（抗がん剤・高カロリー輸液等）を投与したり、長期の点滴や採血に利用==したりすることができます。末梢血管が細い方や破れやすい方でも抜けにくく、詰まったり、感染したりしない限りは==定期的な入れ替えが不要==なのも利点です。

○ PICCの挿入方法

挿入は、==医師又は資格を取得している特定行為看護師==により行われます。長いカテーテルを留置するため、位置がわかるように挿入は透視室で行います。移動が困難な方の場合は、病室で行い、挿入後にレントゲンで位置を確認します。個人差がありますが、==手技時間は30分前後==です。

挿入前にエコー（超音波）装置で血管や神経の走行を確認し、挿入時もエコーでリアルタイムに確認しながら挿入します。穿刺時は通常の点滴を留置する際と同じような痛みがありますが、カテーテルを留置する際には痛くないように、1％リドカイン液を用いて==皮下の局所麻酔==をします。挿入後は専用の固定具で固定しますが、状態に応じて2針縫合して固定する場合もあります。

==穿刺時の合併症==としては、==出血や神経損傷==が挙げられますが、主な構造には当たらないように、エコーガイド下で行うため、比較的安全に穿刺することが可能です。他、カテーテルを入れる際に用いるワイヤーで==不整脈==が誘発される可能性があるため、透視装置や心電図モニターを用いて、留置を行います。

○ PICC を入れた後に気をつけること

挿入部位の==痛みは通常の点滴と同じ程度==でほとんどありません。入れた後の行動制限は特になく、カテーテル自体が切れてしまうことは非常に稀ですが、折れたり、==抜けたりしないように気をつける==必要があります。カバーを付ければシャワーを浴びることもできます。

==留置後の合併症==としては、==血栓症==や==感染==が挙げられます。また細いため詰まったり折れたりすることがあり、再留置が必要なことがあります。そういったリスクをできるだけ避けるため、看護師がカテーテル挿入部の皮膚の観察や、ドレッシング剤の状況を確認します。また、薬剤投与・採血後はカテーテルが詰まらないように、フラッシュ（注入）をします。==治療上の必要がなくなれば、カテーテルは抜去==します。

入れた方の手が腫れてくる・痛みが出てくる等の場合には、血栓症や感染の可能性があるため、医師や看護師に教えてください。質問やご不安な点があれば、病棟の看護師に伝えて下さい。必要時は院内PICCチームが回診に伺います。

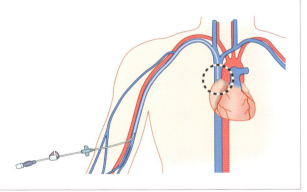

図8　PICC挿入実績データ管理

□ 引用・参考文献

1)公益社団法人 全日本病院協会：特定行為に係る手順書例集. 厚生労働省平成27年度看護職員確保対策特別事業, 特定行為に係る手順書例集作成事業, 2016.

2)德嶺譲芳（監）, 金井理一郎（編）：必ずうまくいく！ PICC：末梢挿入型中心静脈カテーテルの挿入テクニックから管理まで. 羊土社, 2017.

索引

欧文

Argyle™ Fukuroi PICCキット ·············· 12、32
CRBSI ··· 10、16、93
CV ··· 2
　——カテーテル ·································· 3
DVT ·· 10、94
Midlineカテーテル ······························ 14
MSBP ·· 76
PE ·· 10
PICC ·· 2
　——が奥まで進まない ······················ 91
　——キットの選択 ···························· 73
　——チーム ································ 88、100
　——チームの成果 ·························· 107
　——チーム回診時の観察項目 ·········· 31
　——の観察項目 ······························ 30
　——の適応 ···································· 89
　——回診記録テンプレート ··············· 126
　——管理マニュアル ························ 111
　——挿入依頼テンプレート ··············· 123
　——挿入依頼管理データ ················· 123
　——挿入依頼書兼指示書テンプレート ······· 86
　——挿入患者説明用紙 ··················· 127
　——挿入実績データ管理 ················· 128
　——挿入手順書 ···························· 120
　——挿入前の準備 ·························· 71
　——用のエコーガイド下穿刺 ············ 59
VAD ··· 6

あ 行

安全に実施するためには ··················· 116
イエローゾーン ································· 75
異常時 ··· 118
イメージカバー ································· 77
イントロデューサー ··························· 11
院内教育 ·· 110
院内周知 ·· 105
運動編 ··· 118
エアー抜き ······································· 82

エコー ··· 42
　——ガイド下穿刺 ···························· 48
　——ゼリー ···································· 50
　——は慣れることが大切 ················· 47
オイフ ··· 77
横断的活動 ······································· 116
オープンエンドカテーテル ················· 11
折れ曲がり（キンク） ························· 31

か 行

ガイドワイヤー ······························ 11、79
外来 ··· 117
ガウン ··· 77
傾け ··· 45
活動計画 ·· 104
活動日 ··· 105
合併症 ··· 8
カテーテル ··· 39
　——フィクスチャの装着 ················· 83
　——関連血流感染症 ·················· 10、93
　——先端の確認 ···························· 83
　——内とワイヤー全体を濡らす ········· 81
カラードップラー ······························ 44
看護師の腕の見せどころ ··················· 31
患者にとって最善の方法を検討する ····· 86
患者によって見方が異なる ················· 47
患者の協力を得る ···························· 54
患者の体勢を整える ························· 74
感染徴候 ·· 94
感染を避けるには ···························· 93
貫通法 ··· 63
管理者を探す ··································· 103
緩和ケア ··· 7
技術チェックリスト ························· 114
逆血 ··· 61
　——逆血がない ························ 37、54
　——の確認 ·································· 82
　——の確認後 ······························ 79
業務フロー ······································· 106
局所麻酔を使用する場合 ··················· 78
キンク ··· 6、31、35
駆血帯 ··· 56
クランプ ··· 28

129

グリーンゾーン ……………………… 75
クレンメのロック ………………… 82
グローション® カテーテルセット ……… 12
グローションカテーテル ………… 11
頸部の消毒 ……………………… 72
ゲイン ……………………………… 43
血管が浅い場合 ………………… 58
血管内留置カテーテル関連血流感染症 ……… 16
血管の観察 ……………………… 46
血栓 ………………………………… 94
現状把握 ………………………… 101
抗凝固薬 ………………………… 38
抗血小板薬 ……………………… 38
固定 ………………………………… 83
コンサルテーション ……………… 113
　　──システム ………………… 107

さ 行

採血時の注意点 ………………… 27
採血の準備物品 ………………… 26
在宅 ……………………………… 117
鎖骨下静脈 ……………………… 91
次回の包交日 …………………… 20
自己抜去 ………………………… 40
指導医を探す …………………… 103
染み出し ………………………… 38
シミュレータ …………………… 48
シャーロック（Sherlock）™3CG ……… 13
シャント ………………………… 89
尺側皮静脈 ……………………… 68
ジャビング ……………………… 51
上腕静脈の近くには動脈がある ……… 69
腫脹 ……………………………… 94
消毒の範囲 ……………………… 76
情報共有とデータ管理 ………… 107
静脈アクセスデバイス …………… 6
静脈カテーテル …………………… 3
静脈ライン ………………………… 3
上腕静脈 ………………………… 68
上腕の解剖 ……………………… 66
処置禁止側 ……………………… 75
心電図モニター ………………… 72
深部静脈血栓症 ……………… 10、94

スライド ………………………… 45
成果指標 ………………………… 107
生食 ……………………………… 28
生理食塩水 ……………………… 37
ゼリーや出血の拭き取り ……… 80
セルジンガー法 ………………… 11
穿刺 ……………………………… 48
　　──時の血管径 ……………… 90
　　──の角度と針先の深さの関係 ……… 49
　　──針の持ち方 ……………… 54
　　──部のゼリーは拭き取る ……… 56
造影検査 ………………………… 33
統括責任者 ……………………… 103
挿入記録テンプレート ………… 124

た 行

耐圧タイプ ……………………… 33
ダイレーション ………………… 80
ダイレーター …………………… 11
ダブルルーメン ………………… 32
短軸法 …………………………… 44
チームメンバー ………………… 103
チームリーダー ………………… 103
中心静脈 …………………………… 2
超音波診断装置 ………………… 42
手順書 …………………………… 84
デバイス選択アルゴリズム ………… 7
デブス …………………………… 43
テンティング …………………… 53
点滴の滴下がない ……………… 35
同意書 …………………………… 71
透視室 …………………………… 71
動静脈シャント ………………… 89
透析 ……………………………… 89
橈側皮静脈 ……………………… 69
　　──の穿刺 …………………… 70
特定行為 ………………………… 84
　　──看護師 …………………… 103
　　──研修修了者 ……………… 114
トラブルシューティング ……… 111

な 行

なぜ上腕から挿入するの？	3
なぜ定期的に包交をするの？	16
日常生活	117
乳がん術後	89

は 行

肺血栓塞栓症	10
ハサミは使用しない	25
抜去時のトラブル	95
針先が見つからないときは	60
針先の確認	51
針先はエコーより先に進めない	52
パルシングフラッシュ	28
ハンズオンセミナー	114
ビーム	44、49
ビジョン	102
ピック	2
被ばくの軽減	96
皮膚の消毒	76
病室	72
病棟ラウンド	107、113
深い血管を狙う時は	62
深いところを狙わない	55
拭き取り時の注意	80
浮腫	38
不整脈デバイス留置中	89
物品リストの一例	73
プライミング	78
フラッシュ液	28
プランジャー	28
プレスキャン	55、59
プローブ	43
──カバー	77
──の持ち方	44
──を押し付けすぎない	56
閉塞	36
──予防のコツ	37
ヘパリン生食	28、37
包交	16
──の手順	23
──はどのくらいの頻度で実施するの？	20

──日	20
包帯交換	16
縫合固定	17
ポジショニング	74

ま 行

マーキング	75
マキシアル・バリア・プリコーション	76
末梢静脈カテーテル	3
──ライン	3
──ライン用のエコーガイド下穿刺	55
──留置型中心静脈カテーテル	2
末梢留置型中心静脈栄養カテーテル（PICC）	
挿入マニュアル	121
麻痺や拘縮がある場合	74
無縫合固定	17
──では事故抜去が多いのか？	19
迷入	9、92
──を疑う時は	79
メインルート	32
滅菌ガーゼ	18
──ガーゼによる固定	18
──ガウン	77
──フィルムドレッシング材による固定	18
──フィルムドレッシング材の剥がし方	25
目標	102
モチベーションアップ	108

や 行

輸血	34
──後は放置しない	34
陽圧ロック	28
呼び方について	4

ら 行

ランドマーク法	47
リニア型	43
レッドゾーン	75
練習用シミュレータ	48
ロック液	28

おわりに

　最初にこの本を読んでくださっている方々と、関わってくださった方々に感謝いたします。

　PICCチームを立ち上げた4年前には、このような本を出させてもらえるとは、夢にも思っていませんでした。当時は特定行為看護師という名称は普及しておらず、またPICC自体もあまり知られてなかったように記憶しています。私自身は駆け出しの放射線科医で、画像検査の講義を引き受けたのをきっかけに、特定行為看護師の研修に関わるようになり、最終的にPICCチーム長を引き受けるに至りました。

　前例のない試みでしたが、指導で常に心がけていたのは、「看護師がやったなら仕方ないか」と言われないようにすることでした。むしろ「PICCチームに依頼して良かった」と依頼医にも患者さんにも思ってもらえるように、清潔操作や手技を洗練させることはもちろん、依頼を受けるところから患者さんへの接遇に至るまで、医師に教える時以上に厳しく指導してきたつもりです。そのようにして培った技術や知識を、今は先輩メンバーが後輩メンバーに伝えてくれています。

　設立当初はPICC挿入の依頼件数は少なく、依頼が全くない日もしばしばありました。そんな中で1件1件の依頼を丁寧にこなしながら、挿入した患者への回診や病棟看護師向けの管理マニュアルの作成、勉強会の開催等を行っていました。地道な活動ではありましたが、それらが閉塞等の合併症予防に繋がり、また院内でのチームの認知度が上がり、PICCの普及が急速に進む要因になったと考えています。現在は年間1,000件を超える依頼をこなしながら、看護師としての強みも活かしつつ、教育や研究発表などの学術活動にも積極的に取り組んでいます。チームの活動は医師から看護師への単なるタスクシフトに留まらず、病院にとってなくてはならない存在となっています。

　この本はそんな試行錯誤の日々の集大成です。看護師の方々はもちろん、これからPICCチームの立ち上げ・指導・管理をされる方々にとって、少しでも参考になれば幸いです。

2025年1月

鈴木崇浩

謝　辞

　本書の執筆にあたり、多くの方々のご協力とご支援を賜りましたことに、心より感謝申し上げます。

　まず、PICC管理およびPICCチーム運営に関する貴重な知見とアドバイスをいただいた亀田総合病院の医療関係者の皆様に深く御礼申し上げます。

　本書の内容を実践に活かせるものとするために、日々の看護実践においてご協力いただいた看護師の皆様にも、この場を借りて感謝の意を表します。皆様の現場からの意見や経験が、本書を形作るための大きな支えとなりました。

　そして、本書の出版に際し、貴重なご助言と支援をくださった出版社の星野様をはじめとする編集部の皆様に、深く御礼申し上げます。

　最後に、本書を通じて、看護現場におけるPICC管理およびチームケアが一層充実し、患者様にとってよりよい看護が提供されることを心より願っております。

2025年1月
飯塚裕美・鈴木崇浩

編者紹介

飯塚裕美（いいづか・ひろみ）

亀田総合病院　看護管理部副部長・卒後研修センター副センター長／急性・重症患者看護専門看護師。1995年医療法人鉄蕉会亀田総合病院 ICU・CCU・HCU 勤務、2011年東京医科歯科大学大学院保健衛生学研究科先端侵襲緩和ケア学修了、2011年急性・重症患者看護専門看護師取得、2019年卒後研修センター副センター長兼務特定行為研修管理責任者、2020年高度臨床専門職センター長兼務、2023年看護管理部副看護部長を経て現職。

鈴木崇浩（すずき・たかひろ）

亀田総合病院　放射線科／医師。2017年 千葉大学医学部卒業、2017年 亀田総合病院 地域ジェネラリストプログラム 初期研修医、2019年 亀田総合病院 放射線科 後期研修医、2022年 亀田総合病院 放射線科 医員を経て現職。2019年より特定行為研修指導者・PICCチーム チーム長を兼務し、現在に至る。

やさしくわかる看護にいかすPICC管理
エコーでの末梢静脈ラインとPICCの穿刺・留置・管理＆チームの運営

2025年2月25日　発行

監　修　亀田総合病院PICCチーム
編　集　飯塚裕美・鈴木崇浩
発行者　荘村明彦
発行所　中央法規出版株式会社
　　　　〒110-0016　東京都台東区台東 3-29-1 中央法規ビル
　　　　TEL 03-6387-3196
　　　　https://www.chuohoki.co.jp/

印刷・製本 ————————— ルナテック
DTP・カバー・本文デザイン ── アクティナワークス
カバー・本文イラスト ————— ブルーフイールド
本文イラスト ————————— イオジン、とーふねこ
定価はカバーに表示してあります。
ISBN978-4-8243-0188-8

- 本書のコピー、スキャン、デジタル化等の無断複製は、著作権法上での例外を除き禁じられています。また、本書を代行業者等の第三者に依頼してコピー、スキャン、デジタル化することは、たとえ個人や家庭内での利用であっても著作権法違反です。
- 落丁本・乱丁本はお取り替えします。
- 本書の内容に関するご質問については、下記URLから「お問い合わせフォーム」のご入力いただきますようお願いいたします。
　https://www.chuohoki.co.jp/contact/

A188